名郷直樹 Nago Naoki
武蔵国分寺公園クリニック院長

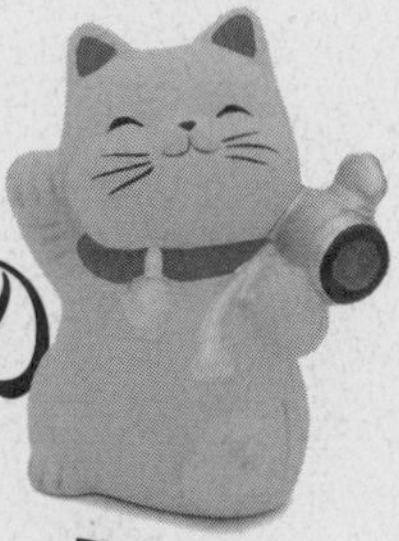

逆説の長寿力21ヵ条

幸せな最期の迎え方

さくら舎

はじめに——逆から考えると本当が見えてくる

長寿とは読んで字のごとく、長生きを寿《ことほ》ぐこと。長生きの幸せを喜ぶことです。しかし、いまの世の中には、「老後破産」「長寿はリスク」などという言葉が飛び交っています。また、誤った長生きの方法がさまざまに流布《るふ》しています。

「長生きしたい」「でも長生きは不安」と相反する思いを抱えている方も多いのではないでしょうか。

いったい幸せな長寿というものがあるのかどうか。本書で私は、世間でいわれる長寿をあれこれひっくり返して、本当の長寿力とは何かを考えてみたいと思います。

私は東京都国分寺市でクリニックを開業している家庭医です。「あらゆる健康問題の相談に乗ります」をコンセプトに、乳幼児から高齢者まで1日100人前後の外来患者さんと、約200人の小児から高齢にいたる訪問患者さんの診療をしています。

診療においては、EBM（Evidence-Based Medicine 科学的根拠に基づく医療）の実践《じっせん》をモットーに、最新の医学論文に目を通し、日々の診療に役立てています。

そうした見地からすると、超高齢社会となったいまの日本で起きていることは、あまりにも矛盾《むじゅん》に満ちています。

たとえば、テレビの健康情報番組などで「健康寿命（生活に制限のない期間）を延ばしましょう」というテーマがよく取り上げられます。内容は「健康寿命を延ばして〝不健康寿命（寝たきりなど不健康な期間）〟を短くし、元気で長生きしておだやかな最期《さいご》を迎えましょう」というものがほとんどです。

いま本書を手に取られている方も、

「健康寿命を延ばせば、不健康寿命が短くなって、元気で長生きできる」

「寝たきりが予防できれば、まわりに迷惑をかけずにすむ」

「健康寿命が延びて、それが寿命と重なれば、ピンピンコロリで逝《い》ける」

こんなふうに信じて、いい生活習慣を心がけ、病気の予防や治療につとめ、健康の維持・増進のためにいろいろと努力をしているのではありませんか？

しかし、実際には、**健康寿命が延びると、寿命も延びるけれど、そのぶんだけ不健康寿命が延びる**、少なくとも短くなるとはいえないということが、臨床データによって示されています。つまり、健康寿命を延ばそうとすると、その先の不健康な期間がより長くなってしまう可能性が高いのです。

厚労省のサイトをはじめ、あちこちに載っているものですが、次ページ図1の上のようなグラフを目にしたことのある方も多いのではないでしょうか。健康寿命と平均寿命の差である〝不健康寿命〟が男女ともに10年前後あるので、健康寿命を延ばしましょう、という説明がなされる図です。

これを見ると、左下図のように、「平均寿命はそのままで、健康寿命を延ばせば不健康寿命の期間が縮まる」という間違ったイメージを抱きがちですが、実際はそうではありません。右下図のように健康寿命だけでなく、平均寿命も延びるため、**不健康寿命もより延びてしまう**のです。

図1　長生きすると“不健康寿命”が延びる

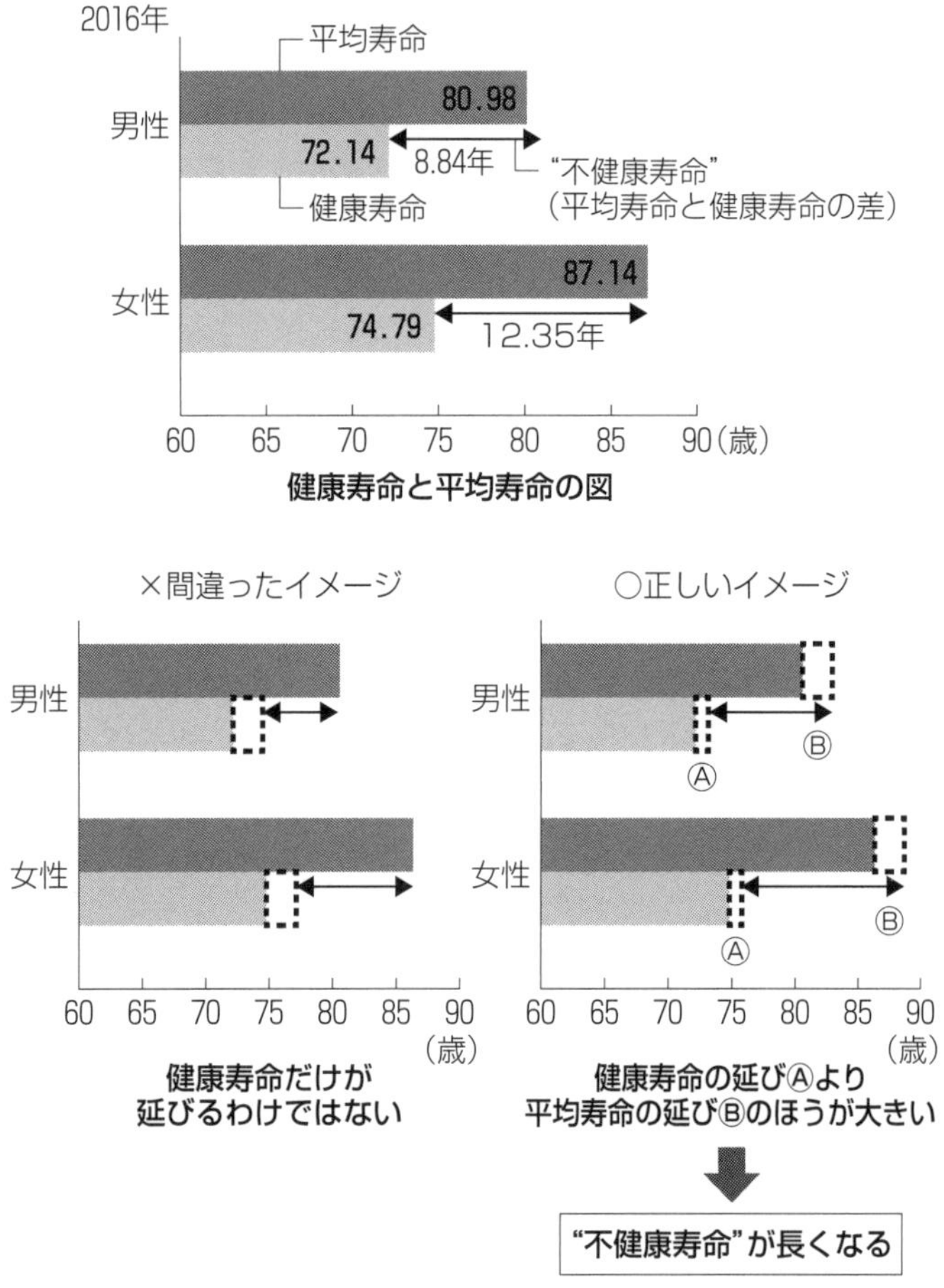

出典：厚生科学審議会 第11回健康日本21（第二次）推進専門委員会資料1-1より作成

このように偏《かたよ》った情報だけが流れていることで、事実に気づかない多くの人が「元気で長生き」を目指して一所懸命に健康の維持・増進につとめています。しかし、それは、不健康寿命を短くしようとしてかえって不健康寿命を引き延ばし、病院での治療にしばられて長い寝たきりの期間を過ごすことになる事態を招いているのです。

本書でくわしくお話ししますが、どれほど健康に気をつけ、医療の力を借り、懸命に頑張ってみたところで、不健康寿命のはじまる時期を先送りできるのはせいぜい数年です。しかも、先送りしたぶんだけ、不健康な期間が長くなってしまうので、問題はさらに悪化することになってしまいます。

つまり、さまざまな臨床データが示しているのは、こんなことです。

「健康寿命が延びると、不健康寿命も延びる」
「高齢になると寝たきりになることは、ほぼ避けられない」

さらに、こんなこともわかっています。

「70歳を過ぎると人は急激におとろえ、75歳を過ぎると健康のために何をやっても寿命は1〜2年しか違わない」
「医療に頼りすぎると、効果より害のほうが大きいかもしれない」
「ピンピンコロリの可能性は東大に入るよりむずかしい」

つまり、**高齢になって健康に気をつけても効果は薄く、それどころか、健康長寿にこだわって医療の助けを借りても、ぽっくりとは逝けなくなり、長い寝たきりが待っている**というのが現実に起こることだったりします。

このことがわかっても、まだ健康のために頑張りつづけますか?

東京で開業して以来、私はこれまで約300人の高齢者の方たちを看取《みと》ってきましたが、その経験から強く感じるのは、次のことです。

「健康・長生きにこだわると不幸になる」
「上手な死に方などない。死について考えないほうが、案外うまく死ねる」

年をとれば、だれしも身体がおとろえて、やがて死にます。どれほど最先端医療の力を行使しようと、それを阻止《そし》することは不可能です。

たとえば、高齢になると、血圧・血糖・コレステロールの3大慢性疾患《まんせいしっかん》が増えます。しかし、それらの数値が高めになるのは、老化がおもな原因です。それに、そもそも血圧や血糖の値《あたい》が高いだけでは病気ではありません。

しかも、高齢者では、血圧が高い人と低い人の脳卒中などのリスクの違いは若い人に比べてかなり小さいことがわかっています。次ページの図2にあるとおり、脳心血管疾患（おもに脳卒中、心筋梗塞《こうそく》、心不全）による死亡は、高齢者では通常血圧と高血圧での差は小さくなります。

高齢になったら、血圧や血糖が高くても、高くなくても、どちらにしても病気になりやすく、血圧や血糖の数値など、40～50代に比べればもはや関係ないも同然なのです。

このように、**「老化現象」を「病気」ととらえておこなわれている治療というのがたくさんあります。**しかし、老いた身体を、医療の力で、昔のように若くて元気な状態に戻すことはできないのです。

図2　高齢者では高血圧でも脳心血管疾患リスクは小さい

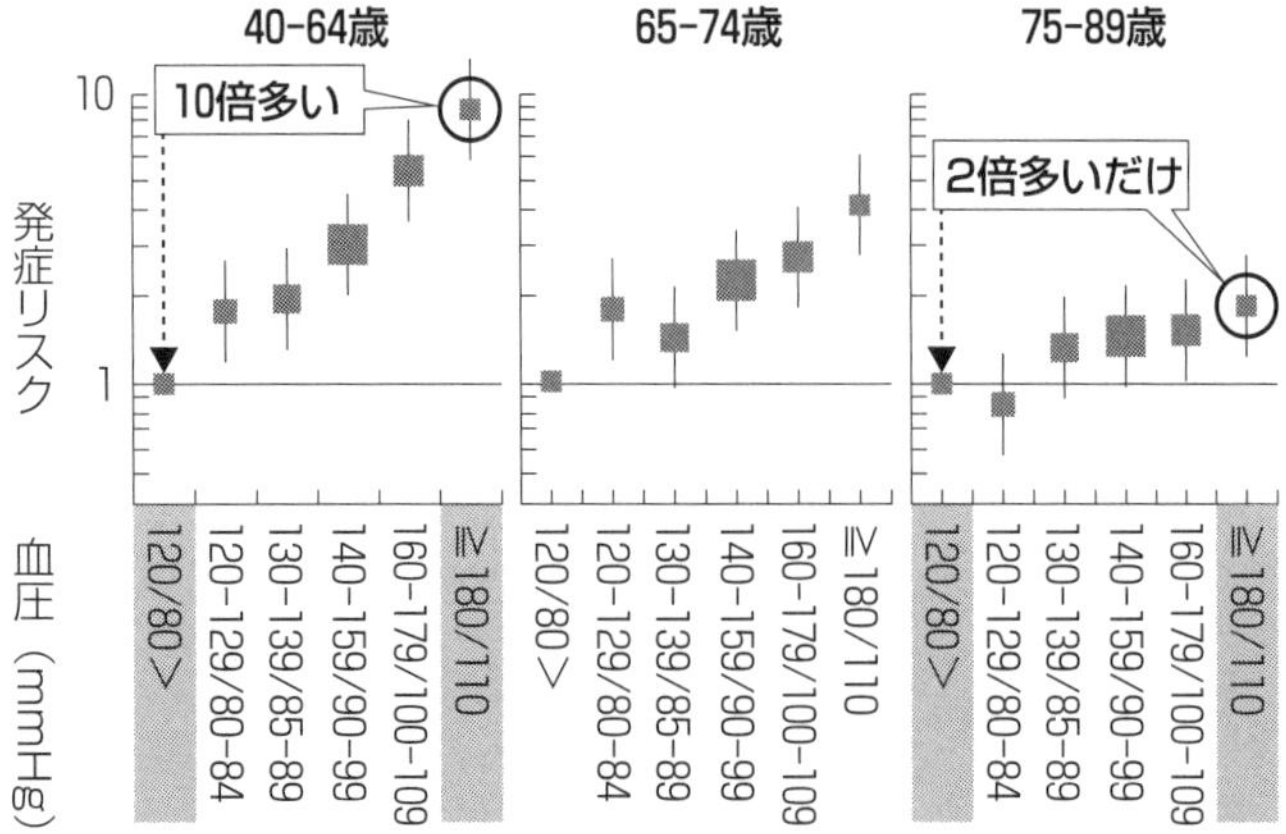

年齢ごとの血圧と脳心血管疾患死亡の関係を見ると、
40-64 歳では、120 ／ 80 未満の人に対して 180 ／ 110 以上の人は脳心血管疾患死亡が 10 倍多い
75-89 歳では、120 ／ 80 未満の人に対して 180 ／ 110 以上の人は脳心血管疾患死亡が 2 倍多いだけ

出典：Hypertens Res. 2012; 35: 947-953.

人はどうしたって年をとっておとろえます。

　このことを受け入れて、残りの人生は老化に抗《あらが》わず、健康や病気の予防のことは忘れて、のんびりと暮らしてみてはどうでしょう。

　いまは**みんな、「健康」を気にしすぎ**です。「健康」にがんじがらめにしばられているといっても過言ではありません。少なくとも、残りの人生にほとんど関係ないような検査の数値を気にして、食べたいものを我慢《がまん》したり、薬を飲んだりすることは、やめたほうがいいと思います。

　年をとったら、健康を前提とする生き方からは卒業して、したいことをして生きたほうがいい。いつ自然な寿命がくるかもわからないのですから、**「将来」より「いま」を大事にすべき**だと思います。

　また、「自分らしい死に方」という言葉がはやり、死をコントロールしようとする考え方が広まっていますが、そんな無理なことをすると、かえって生きるのが窮屈《きゅうくつ》になるだけです。

　人生は「いま、このとき」の積み重ねです。つねに「いまご機嫌《きげん》」でいることを優先していれば、いずれ幸せな死が訪れるはずです。もし、そうして老後を好きなように生きて、やがて寝たきりになったとしても、健康に一所懸命気をつけて寝たきりになるよりましではないでしょうか。

　だれしも年をとれば、身体がおとろえて不健康な状態になるものです。その自然なことを受け入れて、みんなで支え合う社会になりたいものです。それが超高齢社会となった日本が真に目指すべき姿であり、逆説的に考えると現実に矛盾しない世界が見えてくると思います。

「長寿は悪くないな」

本書を読まれた方がそのような心境になれますよう、そして同時に、だれもが幸せな老後を送れるような寛容な社会へと日本が変わっていくよう願っています。

武蔵国分寺公園クリニック院長　名郷直樹《なごうなおき》

目次◆逆説の長寿力21ヵ条――幸せな最期の迎え方

21 ジタバタしながら格好悪く死んでいい

逆説の長寿力21ヵ条

——幸せな最期の迎え方

1 長生きするほどピンピンコロリから遠ざかる

健康寿命を延ばすと、不健康寿命はもっと延びる

「人生１００年時代」

そう謳《うた》われるほど、世界でトップクラスの長寿国となり、ほかに例をみないほどの「超高齢社会」に突入した日本。厚生労働省が発表した２０１８年の平均寿命は男性が81・25歳、女性が87・32歳。これは過去最高で、世界では女性が香港《ホンコン》に次いで2位、男性は香港、スイスに次いで3位です。

すでに十分すぎるぐらい長生きにもかかわらず、驚くのは、日本人の長寿願望はおとろえるどころか、

「健康寿命を延ばそう！」

と、国をあげて「より元気で長生き」を目指そうとしていることです。

ちまたには健康に関する情報があふれかえり、だれもが食事や運動など生活習慣に気を配り、足しげく病院に通い、定期的に検診を受け、サプリメントや処方薬の1つや2つは飲んでいるのが当たり前……日本中が、まるで「健康長寿信仰」に取り込まれているかのようです。

しかも、高齢になるほど、その傾向が強く見られます。どうやらその背景にあるのは、

「健康寿命が延びれば、不健康寿命が短くなる」

という考えのようです。

2016年の時点で、健康寿命は男性が72・14歳、女性が74・79歳で、平均寿命（男性80・98歳、女性87・14歳）との差は男女ともに約10年あります（4ページ図1参照）。つまり、**晩年の10年間は不健康で寝たきりになる**わけです。

そこで、健康寿命を延ばして、それがそのまま寿命と重なれば、死ぬ直前までピンピン元気で暮らして最期は苦しむことなく一瞬にして息を引き取る、いわゆる「ピンピンコロリ」を実現できるし、介護問題もクリアできる。個人にとっても、国にとっても、万々

歳！　というわけです。

ですが、それはとんでもない妄想《もうそう》です。おそらく、多くの人は、
「本来の寿命はそのままで、健康寿命だけを延ばせる」
「健康寿命が延びれば、不健康寿命も短くなる」
このように考えているのではないでしょうか。

しかし、**実際には、健康寿命が延びると寿命が延び、しかも、不健康寿命はもっと延びてしまう**のです。

内閣府の調べでも、２００１年から２０１６年までの健康寿命の延びは、同期間における平均寿命の延びに比べて小さいことがわかっています。

内閣府のサイトには、２０１０年と比べて不健康寿命も縮んでいる、というような記述もありますが、これは偶然のばらつきの範囲で、少なくとも縮んでいる、とはいえず、長期の傾向で見れば**むしろ不健康寿命が延びている**というのが通常の解釈だと思います（次ページ図３）。

図3　平均寿命と健康寿命の差＝不健康寿命は拡大している

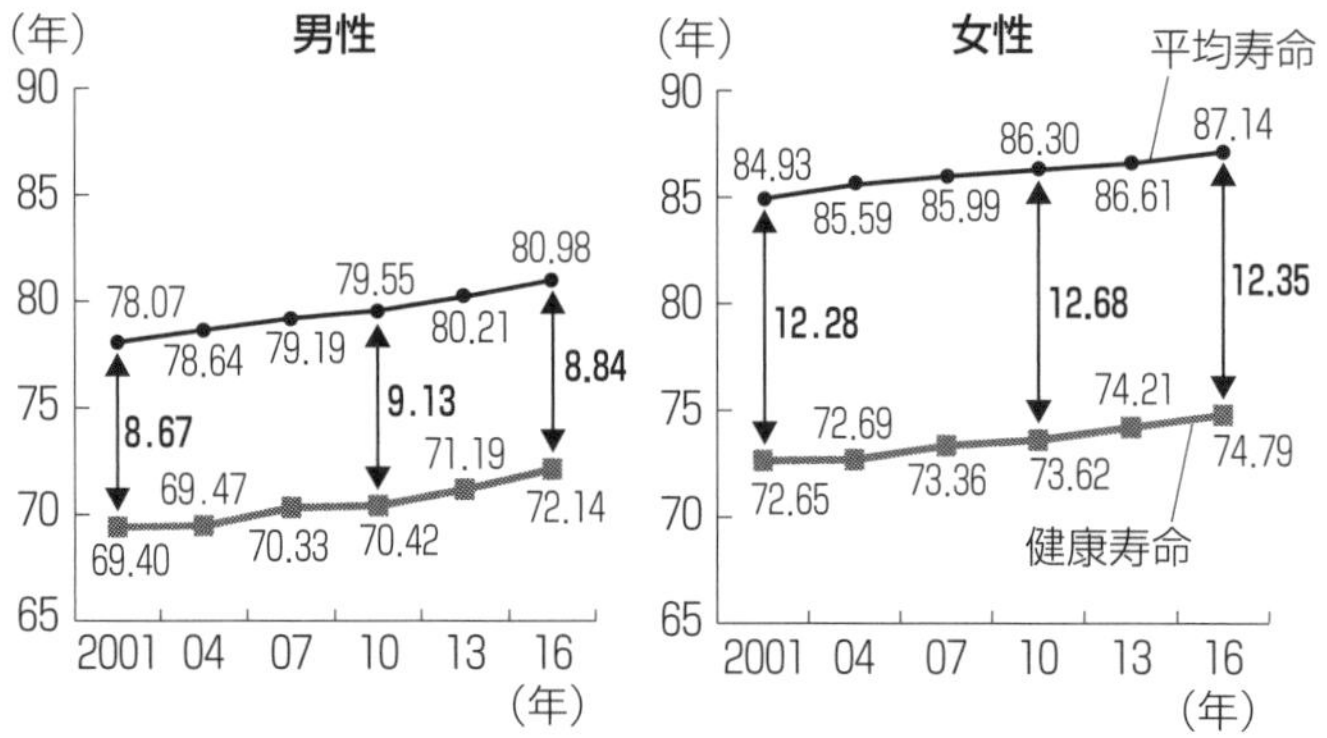

出典：平成30年版高齢社会白書（内閣府）

弱ってもなかなか死ねない身体になる

なぜ、健康寿命が延びると、不健康な期間も延びてしまうのか。簡単にご説明しましょう。

たとえば、普通に生きていれば73歳から不健康寿命がはじまって、75歳で脳卒中になり80歳で寿命を迎える人が、徹底的に生活習慣に気を配り、血圧や血糖などを厳しくコントロールして、より健康を目指したことで、78歳で脳卒中になり83歳まで寿命が延びたとしましょう。

75歳で脳卒中になった場合と78歳で脳卒中になった場合、リハビリテーションの大変さを比べると、当然後者のほうが大変です。

前者ではリハビリにより自立して歩けるまでに回復するかもしれませんが、後者では3年遅くなった＝老化が進んだぶん、歩けるところまで回復するのは、より困難になっていると予想されます。リハビリの効果が期待しにくいことで、不健康寿命も、より長生きした後者で長くなると考えられます。

ということは、健康に気をつけて長生きした結果、**より高齢で病気になると、もとの元気な状態に回復する可能性は小さくなり、回復したとしても介護が必要な状態にとどまる確率が高い**のです。

高齢になるほど要介護の割合が急激に増加する事実は、この説明を支持するものです（次ページ図4参照）。

70代前半まで1ケタだった要介護認定率は、75〜79歳で2ケタとなり、85〜89歳では45・9％と半数近くにのぼり、90歳以上になると68％とじつに7割近くになっています。**年をとるほど回復しにくくなる**――。多くの方が日々実感されているように、老化と回復力とは反比例の関係です。

そうして、さらにそこから身体が確実におとろえ、やがて病院に運ばれると、食べられ

図4　高齢になるほど要介護の割合が急増する

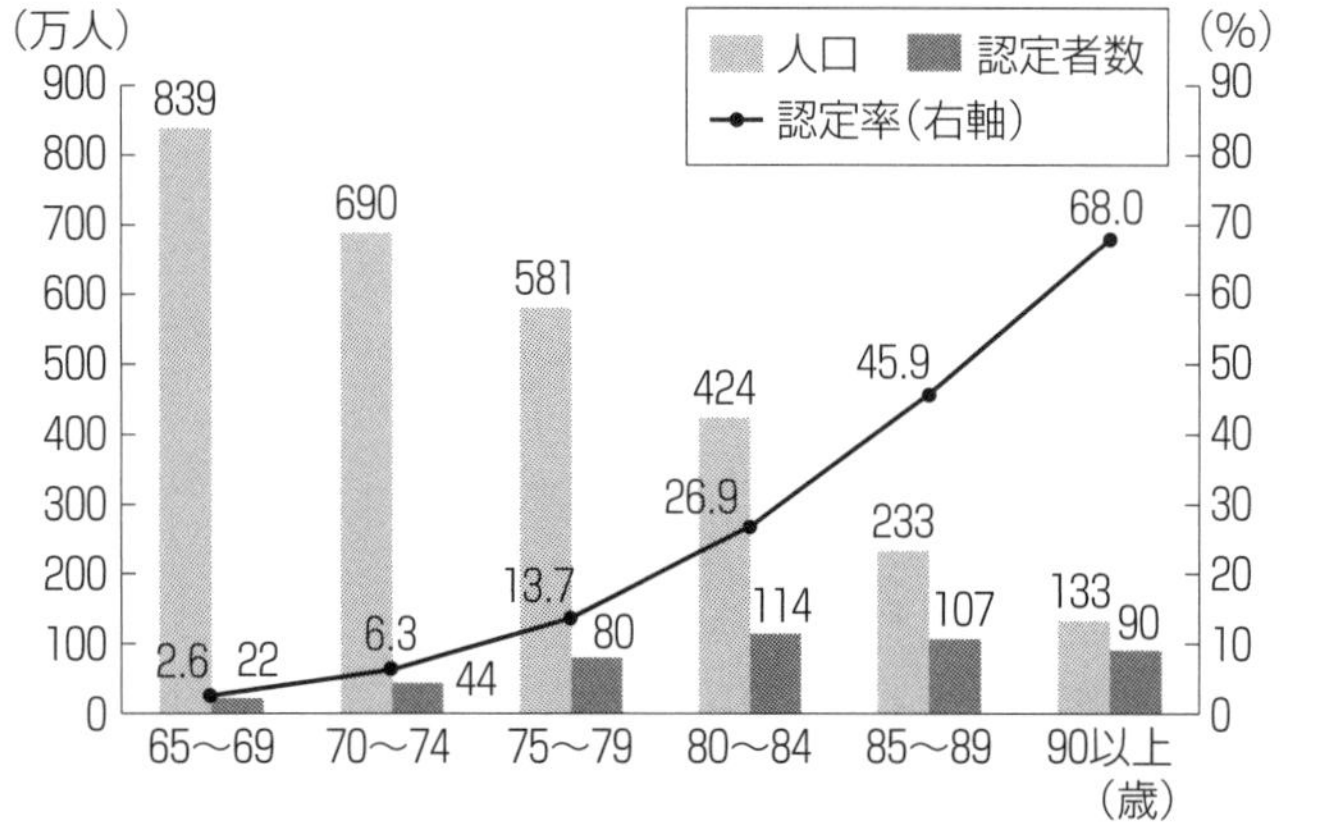

年齢階層別に認定率をみると、80歳以上から認定率約3割と急上昇する

出典：厚生労働省　介護給付費等実態調査　「高齢者人口と要介護認定率（年齢階級別、2009年）」

なくなれば点滴をしたり胃ろうをつくったり、呼吸が弱くなれば呼吸器をつけたりしながら、管にたくさんつながれたまま亡くなることになります。

あるいは、急性期の病院には平均2週間ほどしかいられないため、さらに長引くと押し出されるようにして、自力で医療機関を受診することができない状態のまま、在宅医療に移行したり、施設に入所することになります。

在宅医療の普及と拡充がいわれていますが、そうしたニーズの増大は、長生きした結果、より高齢で病気になるために自立できるまで回復できず、不健康寿命が延び、長期の入院も困難になっていることの反映でもあるのです。

「最期は住み慣れたわが家で、自然に、おだやかに、死を迎えたい」

そのように多くの人が望みます。しかし、在宅で死を迎えるということも、医療の提供を受け長生きした結果であり、自然な形ではありません。

そもそもいくら医療に頼っても、不健康寿命が長期にわたるだけで、そこでおだやかな在宅での最期を、といってもなかなかむずかしいわけです。

75歳以上は平均寿命が延びても延びなくても大差ない

このように、不健康寿命を先延ばしするほど、寝たきりの期間は長引くことになります。そうして終末期に否応《いやおう》なく医療の提供を受けることで、ピンピンコロリからはどんどん遠ざかることになるのです。

ちなみに、医療が進歩すると寿命も延びますが、その延びは、多くの人が期待するほどではありません。

アメリカのデータではありますが、実際、いまより生活環境が悪く、医療も発展していなかった１９００年の75歳以上の平均余命《よめい》と１９８０年の同年代の平均余命とを比較すると、あまり変わっていません。１年延びたぐらいです。

ちょっとまとめておきますと、平均余命とは「ある年齢の人たちがあと何年生きられるか」という期待値のことです。各年代で平均余命は異なります。そして、**「０歳の平均余命＝平均寿命」**となります。

ちなみに、平均余命と平均寿命は計算が異なるため、数字はイコールにはなりません。ある年の「男性の平均寿命は80歳」「70歳男性の平均余命をプラスした平均寿命は85歳」という具合にズレが生じます。

では、図５で日本人のデータを見てみましょう。１９５０年代から１９８０年代にかけての30年で、75歳時点の平均余命は男性で1年半延び、女性で2年半延びています。この間、平均寿命（＝０歳の平均余命）は、それぞれ13年以上、15年以上延びています。

このデータからわかるとおり、日本人の平均寿命の延びは、生まれてから０～３年の乳幼児の生存率が飛躍的に延びたからです。**平均寿命が延びているのは、お年寄りが長生きになったからではない**のです。

図5 高齢者の平均余命はそれほど延びていない

（単位：年）

年次		男					
西暦	和暦	0歳	20歳	40歳	65歳	75歳	90歳
1947	昭和22	50.06	40.89	26.88	10.16	6.09	2.56
1950-52	25-27	**59.57**	46.43	29.65	11.35	**6.73**	2.70
1955	30	63.60	48.47	30.85	11.82	6.97	2.87
1960	35	65.32	49.08	31.02	11.62	6.60	2.69
1965	40	67.74	50.18	31.73	11.88	6.63	2.56
1970	45	69.31	51.26	32.68	12.50	7.14	2.75
1975	50	71.73	53.27	34.41	13.72	7.85	3.05
1980	55	**73.35**	54.56	35.52	14.56	**8.34**	3.17
1985	60	74.78	55.74	36.63	15.52	8.93	3.28
1990	平成2	75.92	56.77	37.58	16.22	9.50	3.51
1995	7	76.38	57.16	37.96	16.48	9.81	3.58
2000	12	77.72	58.33	39.13	17.54	10.75	4.10
2005	17	78.56	59.08	39.86	18.13	11.07	4.15
2010	22	**79.55**	59.99	40.73	18.74	**11.45**	4.19
2015	27	80.75	61.13	41.77	19.41	12.03	4.27

年次		女					
西暦	和暦	0歳	20歳	40歳	65歳	75歳	90歳
1947	昭和22	53.96	44.87	30.39	12.22	7.03	2.45
1950-52	25-27	**62.97**	49.58	32.77	13.36	**7.76**	2.72
1955	30	67.75	52.25	34.34	14.13	8.28	3.12
1960	35	70.19	53.39	34.90	14.10	8.01	2.99
1965	40	72.92	54.85	35.91	14.56	8.11	2.96
1970	45	74.66	56.11	37.01	15.34	8.70	3.26
1975	50	76.89	58.04	38.76	16.56	9.47	3.39
1980	55	**78.76**	59.66	40.23	17.68	**10.24**	3.55
1985	60	80.48	61.20	41.72	18.94	11.19	3.82
1990	平成2	81.90	62.54	43.00	20.03	12.06	4.18
1995	7	82.85	63.46	43.91	20.94	12.88	4.64
2000	12	84.60	65.08	45.52	22.42	14.19	5.29
2005	17	85.52	65.93	46.38	23.19	14.83	5.53
2010	22	**86.30**	66.67	47.08	23.80	**15.27**	5.53
2015	27	86.99	67.31	47.67	24.24	15.64	5.56

注：1971年以前は、沖縄県を除く値
出典：厚生労働省 「主な年齢の平均余命の年次推移」

つづいて、１９８０年以降の75歳時点での平均余命の変化を見てみましょう。30年後の２０１０年の平均余命を比べてみると、男性で約3年、女性で約5年延びています。

しかし、１９８０年以前の30年と比べて、高齢者の平均余命の延びが大きくなっています。

しかし、75歳を超える高齢者の平均寿命が延びても、それは10年にわたる不健康寿命を含んだものです。１９８０年以前に達成された元気な若者の寿命の延びとは質的に異なります。

この延びをどうとらえるかが微妙なのは、本章の最初でお話ししたとおりです。

高齢者の寿命がそれほど延びなかった30年から、高齢者の寿命の延びる30年へと変化をとげつつある現代ですが、**高齢者の寿命の延びは喜んでばかりもいられません**。その**不健康な10年の延びを引き受けたうえでどう生きるか**考える必要があります。

どれほど健康に気を配って高齢者の寿命が延びても、人は必ず老いて不健康な状態になり、衰弱して死にます。それが自然です。

しかし、その自然なことを、避けて、避けて通ろうとしているのが、いまの日本です。

2 ピンピンコロリは「不自然死」

「病気・ボケ・寝たきり」で死ぬのが普通

おもしろいことに、日本人の多くが「年をとれば衰弱して死ぬ」という「ごく自然なこと」を避けようとしているにもかかわらず、近年、「自然死（老衰死）」ということが盛んにいわれています。

ここで、質問です。

自然死とは、どういう死に方だと思いますか。

医学も科学もなかった昔の人たち、たとえば、縄文《じょうもん》時代の人々の平均寿命は約15歳で、20歳までに約9割が亡くなっていたといわれています。医療もなく、自然に即して生きていれば、人はそれほど長くは生きられないということです。

それは、人間にかぎらず、あらゆる生物の自然なありようでもあります。そのなかで、人間だけがいまのように長生きになったのは、人工的に健康をコントロールしようとしてきたからで、いわば「不自然なおこない」の結果なのです。

それでは、そのように不自然に長生きになった現代における自然死というのは、いったい、どういう死でしょうか。自然死を「普通の死」といいかえると、わかりやすいかもしれません。

高齢者の多くは、老化によって身体がおとろえ、歩きにくくなったり、病気になったり、ボケたりしながら、やがて寝たきりになって亡くなります。

要するに、**「病気になって死ぬ」「ボケて死ぬ」「寝たきりになって死ぬ」というのが、いまの高齢者のよくある死に方、普通の死**です。

【普通の死に方】

- 病気になって死ぬ

- ボケて死ぬ
- 寝たきりになって死ぬ

それを、いくつになっても病気にならず、ボケることもなく、ピンシャンして元気なまま過ごしていたのが、ある日突然、ぽっくりと亡くなるのが自然死だととらえているとしたら、自然死できる人などほとんどいなくなってしまいます。自殺するとか不慮の事故に遭《あ》うとかしないかぎり、ある日バッタリ死んだりはしません。

多くの人が理想としている**ピンピンコロリというのは、生物としてはむしろ「不自然死」**なのです。

ピンピンコロリは東大に入るよりむずかしい

たしかに、なんの前触れもなかったのに、急に脳卒中や心筋梗塞《こうそく》の発作を起こして、そのまま亡くなられる方がいるのは事実です。

ですが、このような状況になる確率は非常に低い。おそらく、**東大に入るよりもむずか**

しいと思います。

しかも、脳卒中や心筋梗塞を起こして、そのまま放置していれば望みどおりピンピンコロリで亡くなるチャンスなのに、なかなかそうはいきません。

「さっきまで元気だったのに急に倒れた！」と本人や家族があわてて救急車を呼び、病院に運ばれたために蘇生《そせい》治療がおこなわれ、寝たきりの状態になって延命するというケースは珍しくありません。

最近は「延命治療は希望しない」とあらかじめ意思表示をする人が増えていますが、人の気持ちというのは揺れるものです。元気なうちは「延命治療を受けてまで生きたくない」と思っていても、死に直面したらわかりません。

それに、急に倒れたような場合には、**そのままピンピンコロリでいけるのか、それとも、救命すると回復してまた元気になるのか、医療関係者ですら予測がつきません。**蘇生すれば、また元のように元気に暮らせる可能性だってあります。

「最期はピンピンコロリがいい」と簡単にいいますが、ピンピンコロリは突然死です。いまこの瞬間元気でいるのに、1秒後に、あなたやあなたの隣《となり》にいる人が倒れたとしたら、はたして救急車を呼ばずにいられるでしょうか。

ですから、「最期はどう死にたいか」などと考えてみたところで、仕方がありません。「死に方」というとまるでマニュアルがあって自分でコントロールできるかのようですが、死を自己決定することなどできないのです。

100歳を超えて元気な人は「健康のスーパーエリート」

「100歳まで生きたい」

高齢になるほど、そのように望む人が増えてきます。私のクリニックを受診される高齢者の患者さんからも、この言葉をよく聞きます。

たしかに、100歳を超えても、これといった病気もせず、ボケることもなく、元気におだやかに過ごしながら、だんだん弱っていき、最期は眠るように亡くなられる方がいるのも、また事実です。

ですが、**100歳を超えても元気な人たちは「健康のスーパーエリート」**です。一般人とは異なる生命力を持っている、と考えたほうがよいでしょう。

次ページの図6をご覧ください。この生存曲線は、何歳のときに何%生き残っているか

図6　日本人の生存曲線

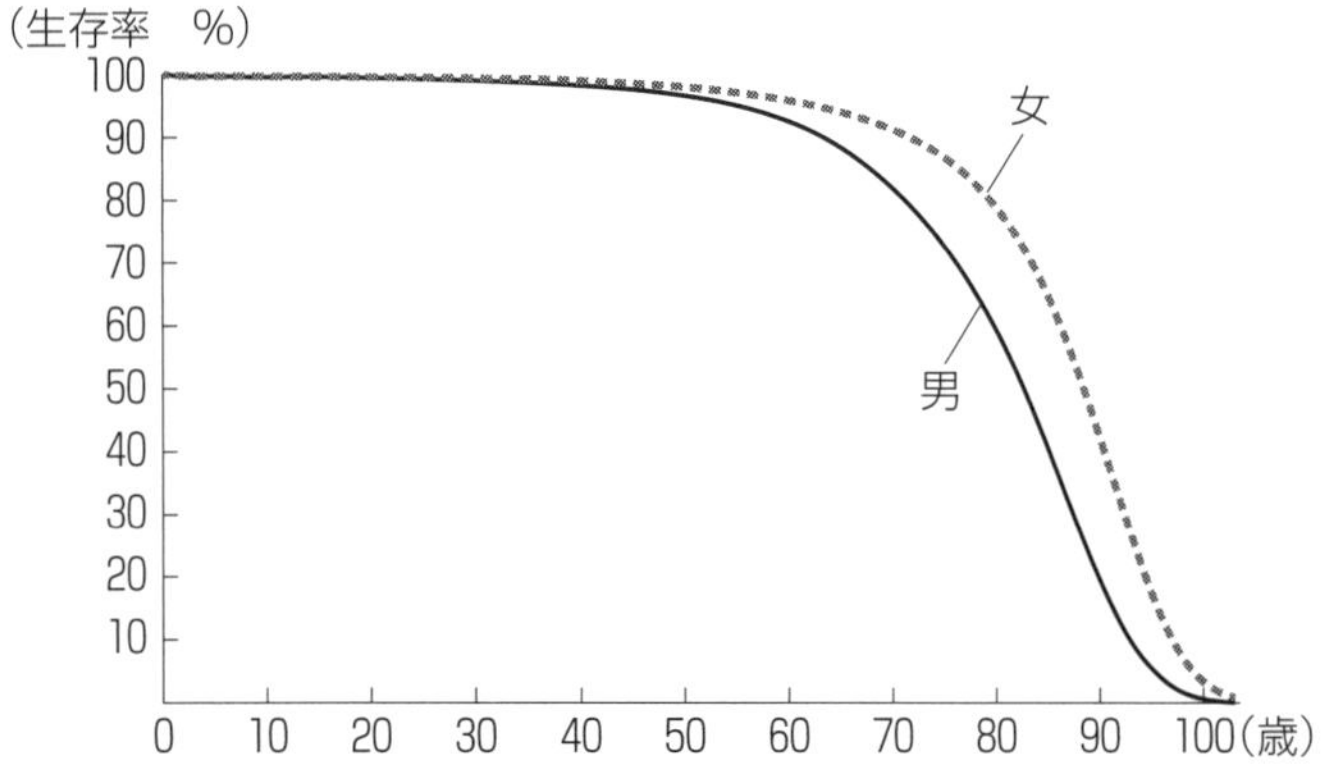

出典：厚生労働省　平成29年簡易生命表より作成

を予測した年齢別生存率です。０歳のときは最大の１００％で、年齢が上がるほどに生存率は下がっていきます。

60歳まではほぼ直線ですが、70歳を過ぎたあたりから滑り下りるようにカーブが急降下していきます。

１００歳を超えると、男性は１％以下、女性も５％を切っています。

「人生１００年時代」といっても、これを見れば、１００歳まで生きるのはそう簡単ではないことがわかります。

そんななか、１０５歳で亡くなられるまで現役で仕事をつづけられた医師の日野原重明《ひのはらしげあき》先生などは、健康エリート中のエリート、世界でもトップクラスのスーパーエリートのような存在です。

たとえば、走るのが速くても、**オリンピックに出られるのはごくごく一部の選ばれた人たち、つまり運動界のトップエリートの人たちだけ**です。どんなに頑張ったところで、ほとんどの人はオリンピックには出られません。

「元気で長生きして最期はぽっくり逝く」というのも、いわば、それと同じなのです。

ところが、運動能力に関しては、だれもが個人差のあることを理解しているのに、こと「長寿力」になると、だれもが「努力をすれば日野原先生のようになれる」と信じているフシがあるように思われます。

ですが、どんなに努力をしても、日野原先生にはなれません。日野原先生を理想にして目指そうとすると、無駄な努力を重ねるだけの不幸な晩年になってしまいます。

70歳を超えれば十分エリート

日野原先生になれないからといって、落胆《らくたん》することはありません。

医師として私がこれまで見てきたところでは、**70歳の時点で元気な人というのは、だい**

たい長生きです。

すでに**70歳以上で、寝たきりになることもなく自立して過ごしている人たちは、みんな「健康のエリート」**です。縄文時代のように自然に即して生きていれば20歳までに淘汰《とうた》されていたところを、病気やケガを乗り越えてここまで生き残ってきた「勝者」です。

だから、もう十分ではないでしょうか。

くり返しますが、人は70歳をすぎると生活習慣とは関係なく、どんどんおとろえていきます。たとえば、転びやすくなったり、物忘れがひどくなったり、病気にかかりやすくなったりします。40代、50代のいわゆる中年のころに比べると、老化のスピードが一気に加速するのです。

たとえ健康のエリートであっても、高齢になれば身体はおとろえる一方です。それを、「あの人は同い年なのに、若くて元気に見える」などといってエリート同士で比べあい、「より勝者」を目指そうとしてあくせくするから、大変になるのです。

いまの日本は、国民全員が健康のエリートを目指す競争をしているようです。しかし、その先にはもう勝者はいません。いずれはみんな死ぬのですから。

3 長生きするほど幸せから遠ざかる

「健康寿命を延ばそう」の真意は「長生きするなら迷惑かけるな」

なぜ日本人は、「より健康で長生き」を目指したがる人が多いのでしょうか。

日本がこれほどの長寿国になる前は、長生きをすることは「とてもおめでたいこと」だと本人もまわりも受け止めていました。はたして、現在も長生きは、幸せでおめでたいことでしょうか。

たとえば、**「健康寿命を延ばそう」というのは、**見方を変えると「長生きするなら健康でなければならない」と、健康を義務づけているようなもの。つまりは**「長生きするなら、まわりに迷惑をかけるな」というのが真意**ではないでしょうか。

実際、寝たきりの高齢者の数は約２００万人に達する一方で、介護の人材不足や老老介護など少子高齢化によってもたらされる問題が次々と浮上しています。

介護の問題だけではありません。

金融庁は２０１９年６月、「高齢社会における資産形成・管理」という報告書案を作成し、年金などの公的補助には限界があるとして、国民ひとりひとりが自分で老後に備える「自助」をするようにとの見解を示しました。いわゆる「老後２０００万円」問題です。

要するに、「長生きをするなら、資産寿命を延ばしなさい！」というわけです。これまでは「年金の積み立てをしておけば、１００年安心ですよ」といって年金を取り立ててきたというのに、あれはいったいなんだったのか、と大反響を呼びました。

この報告書のことがマスコミで一斉に報じられるやいなや、政府に対する非難が殺到し、政府はあわてて否定に走りました。

しかし、長生きをすればするほど老後資金が必要になるのは事実であり、このまま少子高齢化が進めば年金の支給額が下がるのも想像に難《かた》くありません。

老後資金をどうするか。長生きを望むなら、経済的な問題もきちんと考えておく必要があることは間違いありません。

もちろん、「どこまでも長生きしたい。そのためには、できる努力はなんでもする」と思える人、それを実行できる環境にある人はまだいいのです。

しかし、「元気で長生きしなくてはいけない」という世の中の風潮に取り込まれ、「とにかく健康にいいことをしなくては」とか「この先、ボケたり寝たきりになったりして家族に迷惑をかけたら大変」などと、まるで強迫観念のような思いを抱えて、血圧や血糖を気にして食べたいものを我慢《がまん》し、足腰がおとろえないようにとやりたくない運動をやって、頑張って頑張って生活習慣を厳しく管理しているとしたら、それは本当に幸せなのでしょうか。

しかも、そうして寿命を延ばすことでますます蓄《たくわ》えが減り、「このままだと老後資金が足りなくなるかもしれない」と心配して、好きな旅行や外食をひかえて倹約を心がけなくてはいけないとしたら、それは「楽しい老後」といえるのでしょうか。

「この先どうなるんだろう」

先行きの不安におびえながらも、「もっと元気に」「もっと健康に」「もっと長生きを」と自分を追い込んでいく――。

そんな矛盾に満ちた終わりのない競争のような老後が、この先待っているとしたら、本当に「元気で長生きこそが幸せ」と思えるでしょうか。

「元気で長生き」からはじまる負のスパイラル

しかも、そうして「元気で長生き」を目指すことで、むしろ、寝たきりの期間は長くなってしまいます。皮肉なことに、**健康長寿志向が、ピンピンコロリをますます遠ざける**ことになるのです。

「寝たきりになるのは困る」。だから、
「いつまでも元気でいたい」。だから、
「健康に気をつけないといけない」。でも、
「長生きするとお金が心配」。そうして、
「いずれは寝たきりになってしまう」。さらに、
「介護のお金が心配」……。

――負のスパイラルに歯止めがかかりません。

みんな長生きして、みんな不幸。

いまの日本の高齢者をとりまく環境を見ていると、そんなふうに感じてしまうのは、きっと私だけではないはずです。

くり返しますが、人が老いて死ぬことは自然なことで、だれもそれを避けることはできません。

どんなに頑張っても、若いときに比べると、年をとってからの生活は厳しくなります。たとえば、目は見えにくくなるし、耳も聞こえづらくなります。鍛《きた》えているつもりでも筋肉や骨はしだいに細く弱くなり、段差もないところでつまずいたり、気づかないあいだに背骨が折れていたりすることもよくあります。

近年、高齢者の運転ミスによる交通事故が大問題になっていますが、反射神経や判断能力のおとろえから、結果的に人を殺してしまうようなこともありうるのです。

年をとると、厳しい生活が待っている。

健康のスーパーエリートでないかぎり、どんなふうに生きても、それは避けることのできない現実です。

多くの人にとっては、長生きをするほど、幸せから遠ざかることになる。そのようにいっても、いいすぎではないかもしれません。

4 「健康を前提としない」生き方にシフトする

寝たきりも老後資金も、長生きしなければ関係ない

「長生きをして孫の顔が見たい」

このようにいう人がよくいます。ですが、長生きのいいところばかりではなく、悪いところもよくよく考えたほうがいいと思います。

たとえば、

「寝たきりになったらどうしよう」

「ボケたらどうしよう」

「老後の生活費は足りるだろうか」

いま本書を手に取られている方のなかで、「そのような不安を感じたことは一度たりともない」という人はおそらく稀《まれ》だと思います。

ただ、こういう不安や心配は、長生きをしようとするからこそ、生まれてくるもの。少なくとも、早死にした人には、こういう心配ごとも厳しい老後もありません。

長生きするから健康やお金が大事になるわけで、早く死ねばお金も健康も必要ないのです。原因と結果が逆になっていることに気づいていないまま、八方ふさがりのように感じている人が、あまりにも多いように感じます。

「残された人生、もっと気楽に過ごしたい」

そのように考えるのなら、「元気で長生き」に執着《しゅうちゃく》するのはやめたほうがいい。これまでたくさんの高齢者を診察し、看取ってきて、つくづくそう感じます。

まだ若くて、自分の親も生きていて、さらには自分自身の子どもも小さいなど、社会的責任が大きい場合は、自分ひとりの人生ではありませんから、健康に留意することは大切です。

ですが、**すでに現役を退《しりぞ》き社会的責任も小さくなった高齢者は、「健康のため」の努力はすべてやめて、気ままに暮らしてもいい**のではないでしょうか。70歳を超えているのであればなおさらです。

くり返しますが、70歳まで元気に過ごしてきた方は、すでに健康のエリートです。そこから先の人生は、これまで頑張ってきたご褒美《ほうび》みたいなもの。あとの項目でもお話ししますが、じつは、後期高齢者といわれる75歳を過ぎると、何をしても寿命は1年半ぐらいしか変わりません。

つまり、**健康にものすごく気をつけても、タバコを吸ったりお酒を飲んだりして適当に暮らしても、寿命は大きくは変わらない**のです。

高齢になっても健康のために我慢をしつづけて、余生を1〜2年延ばすより、したいことをしながら「いまこのとき」をご機嫌で楽しく過ごすほうが、最期まで幸せに生きられるのではないでしょうか。

あるいは、自分の資産を考えて「生活費が年間200万円かかるのに、貯金が1000万円しかない。あと10年も生きたら大変だ」となれば、もはや**好き放題やって不健康で5年後に死んだほうが、充実して幸せな晩年を過ごせたことになる**。そういう考え方もあります。

このようにいうと、驚かれる方もいらっしゃるでしょう。たしかに、「健康」を前提として考えるかぎり、タバコは吸わないほうがいいし、大酒も飲まないほうがいいに決まっています。

ですが、**「健康を前提としない」のであれば、もはや生活習慣を気にする必要はありません。**これは、ご褒美としての余生を生きるからこその特権といってもいいでしょう。

また、長生きをして全財産を使い果たすより、数年でも早く亡くなり、そのぶん子どもたちにお金を残すことができれば、家族のためにもなるかもしれません。

年をとったら迷惑をかけて当たり前

高齢になったら、「健康を前提としない」で、好きに生きればいい。

このようにいうと、

「さんざん好きなことをして不健康になったあげく、長生きしたらどうする」

「自分はよくても、タバコは受動喫煙の問題があるから、まわりに迷惑をかける」

そういう反論の声が聞こえてきそうですが、どうやって生きていても、迷惑はかけることになります。

年齢を問わず、**生きるということは、人に迷惑をかけるということ**です。

もちろんこれは「人に迷惑をかければいい」という意味ではありません。

人に迷惑をかけることは後ろめたいし、なるべくかけないようにしたいけれど、どうしてもかけてしまう。生きるとは、そういうものだということです。

ですから、**「長生きをする以上は迷惑をかけるな」という風潮こそが、間違っているの**ではないでしょうか。

そして、その間違った意識が、多くの人を「健康のエリート」を目指す競争に駆り立て苦しめている元凶《げんきょう》でもある、と私は思います。

「年をとったらだれだって身体がおとろえて一人では生活しづらくなるんだから、いいんだよ。迷惑をかけるのもお互いさまで」

高齢化のますます進むこれからの日本に本当に必要なのは、そんなふうに、お互いが理解し合い、支え合える世の中をつくることです。

たとえば、公費によるメタボ健診など健康寿命を延ばすための取り組みから、介護保険や介護サービスの充実などへ、介護を家族だけの問題にせず社会全体でサポートできるシステムづくりを推進する取り組みへ、と切り替えていく。

そうやって、お互いさまで支え合っていく社会になっていけば、だれもが当たり前に年をとること、つまり、おとろえて身のまわりの手伝いが必要となることを避けるのではなく受け入れ、おびえることなく安心して、老後とその先の死を迎えられるようになるのではないでしょうか。

5 「老化」をわざわざ「病気」にしない

「病院に行って病気になる」サイクルをやめる

日本は国民皆《かい》保険で、諸外国に比べて医療費が安いこともあってか、病院の敷居が高くありません。よほどの医者嫌いでないかぎり、「病気になったら病院へ行って治療をしてもらう」のが当たり前のこととして刷り込まれています。

でも、そもそも**「病院には行かない」という選択肢もある**のです。もちろん、めまいがするとか胸が苦しいとか何かしら自覚症状があれば、病院で治療を受けて、楽にしてもらったほうがいいに決まっています。

しかし、高齢で、とくにこれといった症状もないという人は、わざわざ病院に行くようなことはしないほうがいいと思います。

高齢者が病院に行って検査を受けると、たいてい1つや2つぐらいは基準値を超える数値が見つかって、病名がつけられ、病名がついたことで**「病気になってしまう」**からです。

わかりやすいのは血圧です。年を重ねると血管も老化してかたくなりますから、高齢になると血圧は自然に高くなります。

たとえば、80代の人が降圧剤を飲んでいなければ、上の平均血圧は160㎜Hg（ミリメートルエイチジー＝水銀柱ミリメートル）ぐらいになります。したがって、もし**高齢者だけで基準値を決めれば、160は平均値で正常といっていい、普通の血圧**でしょう。

若いときに比べればほとんど全員が高血圧になっているわけですが、高齢者では高血圧が普通なのですから、普通でよければわざわざ血圧を測ることもなく、気にしないというのもおすすめです。

ところが、病院で血圧を測って140を超えていることがわかると、たいてい「高血圧症」という病名がついて、降圧剤が出されることになります。また、塩分などをひかえるようにという食事の指導も入ったりします。もちろん、それで脳卒中などを多少先送りすることができるわけです。

でも、わずかな先送りより、血圧を測らず「いま」をご機嫌に過ごすというのは悪くない生き方ではないでしょうか。

本来なら、高齢者の血圧が高めなのは自然なことなのに、**病院に行ったばかりに、薬を使って若い世代の人たちと同じレベルまで下げなくてはいけなくなってしまう**という、不自然なことが起こるのです。

「老化」か「病気」かわからないものは「老化」でいい

このように、高齢になると、老化なのか病気なのかわからないような症状が増えてきます。

そういう**病気と老化との境界があいまいなものは、すべて「老化だから仕方ない」ことにしたほうが、よほど気楽で幸せなのではないか**と思います。

「物忘れ」などはその最たるものです。加齢とともに記憶があいまいになるのは、はたして「老化」なのか、それとも「認知症」なのか――この線引きがむずかしくなります。

「だれだかわかっているけど名前が出てこないのは単なる物忘れで、ご飯を食べたことを忘れるのは認知症」などといいますが、90歳を過ぎて認知症が出て、ご飯を食べたことを忘れてしまっても、それは「老化現象だから仕方ないよね」ということでいいのではないでしょうか。

それをあえて検査をして「認知症」として病名をつけると、いろいろな薬を飲まなくてはいけないことになります。また、「年だから気をつけてあげようね」というのと「認知症だから四六時中見守りが必要」というのとでは、家族の負担も、本人の気持ちも大きく異なります。

だれしも「病気」と思うと、「治療をすれば治るはず」「元に戻るはず」と考えがちです。ですが、**老化を病気ととらえて治療をすることは、いってみれば、90歳の身体を50歳の身体に戻そうとするようなもの。**

不自然というより、もはや不可能です。

「ロコモ予防」なんて笑止千万《しょうしせんばん》

近年、「フレイル」「サルコペニア」「ロコモティブシンドローム（通称ロコモ）」という言葉をよく耳にします。

フレイルは、日本老年医学会が提唱している「高齢者の筋力や活動が低下して虚弱状態」になっていることで、健常から要介護へと移行する中間の段階といわれます。たとえば、加齢にともなって筋力がおとろえたり、疲れやすくなったことで家に閉じこもりがちになるなど、年齢を重ねたことで生じやすいおとろえ全般を指します。

サルコペニアは、加齢によって骨格筋の量が減少し、筋力や身体機能が低下する状態のことです。

ロコモは、運動器症候群の通称で、筋肉や骨などの運動器の障害や加齢による足腰のおとろえによって歩く機能が低下し、要介護になるリスクが高まる状態のことです。

高齢者はフレイルからサルコペニア、そしてロコモを経て寝たきりになることも多いため、「フレイルにならないよう社会参加しましょう」とか「ロコモを予防するために運動しましょう」などと盛んにいわれています。

しかし、**フレイルもサルコペニアもロコモもみんな老化現象ですから、予防することなどできません。先送りできるだけです。**

テレビや雑誌などで「足腰に効くサプリメントを飲みましょう」などと宣伝しているの

を見ると、呆《あき》れてしまいます。**自然な老化を止める薬があれば、ノーベル賞もの**です。

先ほどの血圧の薬（降圧剤）も、じつは、予防薬であって治療薬ではありません。血圧が高いだけでは病気ではないからです。血圧が高い人は、将来、脳卒中や心筋梗塞《こうそく》を起こすリスクがあり、それを防ぐために薬で血圧を下げているのです。

ということは、40代、50代ならともかく、**80代、90代の人たちが、5年先、10年先の病気の予防のために薬を飲む必要など本当にあるでしょうか。**飲みたければ飲むのも悪くない、しかし飲む必要があるというのはいいすぎだと思います。

高齢になれば、たいていの人は足腰が弱って動くのが大変になり、活動量がしだいに減って、病気にもなりやすくなります。

これは「ごく当たり前の事実」です。おかしいことでもなんでもありません。それを受け入れないと、つらいだけの大変な老後になってしまいます。

老化現象に逆らおうとして、老体にムチ打つように懸命に努力をして頑張ったところで、結局は徒労に終わります。

最終的に行き着く先は「死」なのですから。行き着く先が同じなら、そこまでの道のりを楽しく過ごすことを考えたほうがいいのではないでしょうか。

ただ、その道のりが、徐々に弱っていくという下り坂の道のりであることが、楽しく過ごすことをむずかしくしています。その弱っていく下り坂のなかで、ご機嫌に過ごすためにどう医療を利用していくか。それが現実的な問題です。

6 高齢になったら健康も予防も関係ない

将来の病気予防のため「いま」を犠牲にしない

病気になる前に原因をとりのぞき予防しようという考え方を「予防医学」といいます。これまでの、病気になったら医者にかかるという「治療医学」に対する概念で、人間ドックやメタボ健診などがこれにあたります。

この「病気予防」の概念が浸透してきて、生活習慣に気を配るのはもはや当たり前。公費で受けられる健診（健康診断）はもとより、お金をかけてがん検診や各種検査を積極的に受け、ちょっと体調がおかしいとすぐに薬を服用し、だれもが健康の維持や管理をすることに余念がありません。

企業もそうした風潮を逃《のが》さず、病気予防をビジネスにしようと、たとえば、スマホで健康や睡眠を管理するアプリが登場したり、心拍数や運動量を数値で「見える化」して健康管理するウェアラブル機器が売られて人気だったりします。

たしかに、現役世代なら、しっかりと働くためにも、より健康な状態を目指そうとするのはわかります。

ですが、**70代、80代の人たちは、**そういうことを乗り越えてきたのです。いまさら、**現役世代と競うように「みんながやっているなら自分も」と、頑張ることもない**のではありませんか。

たとえば、医師が「コレステロールの値が高いから、脂《あぶら》の多い肉はひかえましょう」と現役世代の人に注意するのは理解できます。しかし、90代の人が「天ぷらを食べたいけれど、お医者さんに止められているから」というのは、どう考えてもおかしいと思いませんか。

寿命が延びたことから「70代は老後ではありません」などといいますが、50代、60代のステージと、70歳を過ぎたステージとではまったく違います。

くり返しになりますが、人は70歳を過ぎると生活習慣に関係なく急速におとろえます。

75歳を過ぎたら、健康に気をつけても気をつけなくても、寿命は大して変わりません。

ということは、**「高齢者には健康も予防ももはや関係ない」と考えるのは、それほど荒《こう》唐《とう》無《む》稽《けい》なことでもない**ということです。

健康に関する情報が目についても「現役世代の人たちは大変だね」ぐらいに考えて、適当に受け流すことです。

高齢になったら将来の病気の予防を考えるのはやめよう。

少なくとも、いませっかくいい気分でいるのを、わざわざ病院に行って数値の異常を見つけて「脳卒中になったらどうしよう」などと不安になったり、健康食品やサプリメントの宣伝文句を真《ま》に受けて予防を考えたりすることで、憂うつにすべきではないと思います。

もちろんそれで憂うつにならずかえってご機嫌になれればいいと思いますが、憂うつになる人が大部分だと思います。

「知らぬが仏」とはよくいったもので、まさに、**血圧も血糖も測らなければ、心配することもありません。高齢になったら、そのくらい鷹揚《おうよう》に構えていていいのです。**どうせ、なるようにしかなりませんから。あるいは、最後には全員が死ぬということで、なんとかなるのですから。

「寝たきりになったらおしまい」は幸せの敵

「寝たきりになったら困るでしょう。だから予防が大事」

その考え方こそが、高齢者の幸せのいちばんの敵だと私は思います。

なぜなら、**「予防」は「自己責任」を追及することになる**からです。「自分の命は自分で守る」というフレーズは、地震や津波など自然災害の防災でよくいわれているものですが、これが健康・医療の場でいわれるようになったらどうでしょうか。「病気になるのは自己管理ができていないダメな人」となったら、ちょっとそら恐ろしい気がします。

さらに、**「寝たきりになったらおしまい」という考え方は、「健常な人だけが生きる価値がある」という優生思想そのもの**だと思うからです。

２０１６年に相模原市の障害者施設で入所者19人が殺害された「津久井やまゆり園事件」は、そういう命を選別するような考えから引き起こされたのだと思います。健常者であっても、不健康になったらその後は生きる価値がない、という考えと地つづきです。

だれしも年を重ねれば、いずれ寝たきり状態になることはほぼ避けられません。それを受け入れないと、日本全体が命を選別するような社会になってしまいます。

それに、先にお話ししたように、寝たきり予防のために健康に気をつけたことで健康寿命が延びると、かえって、その先の寝たきり期間が長くなるという皮肉な結果になります。

予防はそこそこにして、「寝たきりになったら助けるから」というふうに世の中全体が向いていかないと、どんどん状況は悪化すると思います。

超高齢社会になった日本は、予防第一から寝たきりやボケに対する支援を強化する方向へと、大きく舵《かじ》を切り返す時期にきています。

7 治療を「しない・やめる」道もある

「治療をやめる選択肢」を示した福生病院は悪か

「健康寿命を延ばさないといけない」

「寝たきりになって迷惑をかけてはいけない」

「血圧が140を超えたら下げないといけない」

いまの日本は、そんなふうに、ひとつの方向しか許されない、選択肢のない世の中になっているように思います。

それで思い出すのが、公立福生《ふっさ》病院の透析《とうせき》治療をめぐる問題です。

2018年8月、腎臓《じんぞう》病をわずらい人工透析治療を受けている女性の患者さん（当時44

歳）に、担当医が死亡のリスクを伝えたうえで、「人工透析治療中止」の選択肢を示し、中止を選んだ女性が1週間後に亡くなりました。

透析が必要とされる腎臓病患者さんが、透析や腎移植《じんいしょく》を受けないで生きていくことはむずかしく、透析治療は延命治療に含まれることもあります。

そのことから、多くのマスコミは「透析を中止すれば死ぬのがわかっているのに、透析中止の選択肢を提示して患者を死なせた」という論調でこの件を報じました。要するに、福生病院＝悪という図式です。

しかし、**本来、透析を中止する選択肢のあることを提示するのは、当然のこと**です。にもかかわらず、透析医の多くは、「透析しないと死にますよ」と透析を積極的にすすめます。それは透析医に限ったことではなく、「血圧の薬を飲まないと脳卒中になりますよ」という医者も同じです。

ただ、透析の場合は、しないことが生死に直接影響する点で、しない選択肢を提示すること自体が患者を見捨てる感じになったり、医療の役割を放棄するようなことになり、積極的にすすめるのを基本にするほかないということはあるでしょう。

そうした背景から、透析を「しない選択肢」や、透析を開始しても「途中でやめる選択肢」、さらに、透析の「中止を撤回できる選択肢」のあることを、きちんと提示しないケースがあることは避けがたい。こうした医療現場の現状があります。

そうして、**患者さんの多くは、**

「透析をするしかない」

「透析をはじめたら死ぬまでつづけるしかない」

という状況に追い込まれていくことになります。

「血圧の薬を飲みはじめたら、一生やめることはできないんですよね」という高血圧の患者も同様の状況です。

ちなみに、透析の治療は、基本的に週3回、1回につき数時間が必要です。また、治療費も高額です。

日本では、患者さんの経済的な負担が軽減されるよう医療費の公的助成制度が確立されていますが、日本のように公的な医療保険制度のない**欧米では、経済的な理由やQOL（生活の質）の観点から、透析治療を積極的に導入しない国も少なくありません。**

すべての治療は「しない・やめる・変える・撤回する」ことができる

私は、福生病院が、患者さんに対して、透析治療に関するさまざまな選択肢《し》のあることをきちんと示していたことは、評価に値《あたい》すると思っています。

むしろ、先述したような背景をふまえても、**治療をしない選択肢や治療をやめる選択肢のあることを「提示していない」医師のほうが大問題**です。結果的に、患者さんの意思を聞かず、医師の意向を優先することになるからです。

報道によると、その女性は一度は人工透析の中止を選んだものの、それを撤回したいという思いを、亡くなる直前に家族あてのメールに記《しる》していたそうです。つまり、女性は透析中止を撤回できることも理解しており、間に合わなかったのはまことに残念ですが、その意思表示をすることができたこともよかったのではないかと思います。

ただ、できれば、「再開したいという気持ちになれば、いつでも再開します」という保証がきちんとなされたうえで、再開が可能な形で、コミュニケーションをとる必要があった、というのはいうまでもありません。

つまり、この患者さんは、透析をやめたい、再開したいと、どこまでも自由に自身の治療を選択する余地があったわけで、福生病院の事件は、ある一面ではその自由があることを示していたといえると思います。

透析にかぎらず**どのような治療も、「しない」「やめる」「変える」「撤回する」という選択肢があり、だれしもそれを自由に選ぶ、あるいは相談する権利があります。**そのことに気づいていない人のほうが圧倒的に多いのは、そうした自由のあることをあえて伝えようとしない医療者側の責任でもあります。

そうして、**患者から治療を自由に選べる権利を奪《うば》ったまま、どこまでも「治療をするしかありません」という医師を善とする世の中も、絶対におかしい。**そのことを、福生病院の事件は、私たちに喚起《かんき》してくれたのではないでしょうか。

この福生病院の件を機に、ひたすら治療をつづけるだけでなく、「治療をしない・やめる」道も開かれれば、日本の未来も大きく変わるかもしれません。

8

生活習慣はもう気にしなくていい

いつから自分のために生きますか？

「高齢になったら、健康を前提としないほうが幸せに生きられる」

ここまでお話ししてきたのは、だいたいそういうことです。

「高齢」とざっくり表現しているのは、ひとりひとり事情が異なるため、具体的に「何歳から」とはいえないためです。

「子どもが自立したら」

「両親を看取《みと》ったら」

「妻（夫）に先立たれたら」

「現役を退《しりぞ》いたら」
「老後資金が心配になったら」
そのように、人それぞれ事情は異なると思いますが、**社会的な責任が小さくなり、自分の人生を自分のためだけに好きに生きていいようになったら、もう健康のために頑張らなくてもいいのではないか、**ということです。

それは自分のためというだけでなく、医療費を使わず、社会のためにもつながっています。

人は70歳を過ぎたら急速におとろえ、75歳を過ぎると何をやってももはや寿命は大して変わりません。寿命が延びたとしても、不健康寿命が一緒についてきます。寿命の延長は不健康寿命の先送りにすぎないといってもいいでしょう。

どう頑張っても最終的には「元気で長生き」は困難なのですから、「健康のために生きる」ようなことはもうやめていいのではないでしょうか。**残された人生はわずかなのですから、もっと楽しいことのために生きるべきだと思います。**

ひとりひとりがそうなれば、社会全体も楽しくなるでしょう。「少子高齢化」「4人に1人が高齢者の超高齢社会」などと重たいイメージで語られがちですが、**「4人に1人は好**

きに楽しく生きている社会」となれば、イメージはだいぶ変わります。

とはいえ、これまで健康のためにやってきたことは、すでに生活習慣の一部になっています。そのため、当たり前にやっていることのうちの何をどうやめていいのか、あるいは変えていいのか、わからないという方も多いのではないかと思います。

そんな方に向けて、「ここから見直してみるといいのでは」ということをお伝えします。この先の生活や人生を考えるヒントにしてください。

好きなように食べて、飲んで、吸っていい

まず、生活習慣の要《かなめ》ともいえる**食事や運動ですが、健康のことはもう考えなくていいのですから、これからは何も気にかける必要はありません。**

これまで、たとえば、

「三度の食事をきちんとバランスよく」

「血液をサラサラにする成分が含まれているから玉ねぎを毎日食べよう」

「脂のとりすぎになるから揚げ物はひかえよう」

などと、自分の好みは棚上げで、健康のことを第一に考えて食事をとってきた人も多いと思います。

たまに好物の甘いものを食べても、

「ああ、食べてしまった。血糖値が上がるかな」

「これ以上、太ったらメタボ健診で引っかかるかな」

などと後ろめたい気持ちになって、食べることを楽しめないできたという人もいるでしょう。

ちなみに、特定健診（通称メタボ健診）では、「BMI（体重kg÷（身長m×身長m））25以上は太りすぎだから痩《や》せましょう」と指導されます。

とかく「太りすぎは見た目にも健康にもよくない」とされ、ダイエットの情報もちまたにあふれかえっています。

なかでも、身につきやすい「糖質」は糖尿病の原因にもなるとして目の敵《かたき》にされやすく、昨今、健康法のひとつとして糖質制限が話題になりました。

糖尿病の人が、ゆるめの糖質制限を短期間おこなうと、血糖値がよくなったというデータはあります。しかし、その一方で、厳しい糖質制限をつづけて急激に血糖値を落とすと、網膜《もうまく》症を発症しやすくなるとの報告もあります。

さらに、**糖質の摂取量が全エネルギーの50％未満の人のほうが50％以上の人より早死にする**というデータもあります。

即エネルギーとなる糖質が不足して栄養不足になると、筋肉など体内のタンパク質を分解してエネルギーに変えることになります。文字どおり身を削《けず》ってエネルギーを生み出すわけで、**高齢者の糖質不足は命を削ることにつながる**のです。

年齢を問わず、とかく糖質制限のような極端なことはやらないほうがいい。高齢者ならなおさらです。

また、ＢＭＩについても、**高齢者はＢＭＩ25～27・5の「肥満」に分類される人たちがいちばん長生き**であることがわかっています。つまり、「標準」とされるＢＭＩ22の人たちや、ＢＭＩ18・5以下の「痩せぎみ」の人たちよりも、太りすぎぐらいのほうが、結果的には元気ということです。

要は、高齢になって、食事制限をして痩せるというようなことは、食事のストレスを増やすだけでなく、健康に対してもよくない可能性があるのです。**体重や体型のことなど気**

にせず、好きなものを食べていいのです。そのほうが、気持ちのうえだけでなく、身体も健康になるかもしれません。

それまで、あれやこれや気をつかって節制してきた人は、「好きなだけＯＫ」といわれても、それほどめちゃくちゃな生活にはならないでしょう。あるいは、好きなだけという と抵抗のある人は、「いまよりもっと好きなように食べていいんだ」ぐらいに思うといいかもしれません。

「足腰のために毎日ウォーキングをしている」とか「医師にロコモ体操をすすめられてやっている」という人も、**無理して身体を動かす必要はありません。**健康のために、と考えることと自体がナンセンスではないでしょうか。

「今日はお天気がいいから散歩に行こうかな」というように、自然に任せれば十分だと思います。まったく外出せずに閉じこもるのもまた大変です。ごろごろしたり、出かけたり、いろいろでいいじゃありませんか。

禁煙や禁酒を心がけてきた人も、もう解禁です。吸いたければ吸えばいいし、飲みたければ飲めばいい。ただタバコと酒のために周囲に迷惑をかけるというところは、十分配慮が必要でしょう。受動喫煙や、飲酒運転で交通事故という事態は避けなければいけません。

しかし、そうした配慮ができれば、これまで頑張って節制してきたぶん、残りの人生はしたいことをすればいいと思います。

9 健康食品やサプリはいますぐやめる

飲みすぎると内臓に負担がかかる

食生活で重要なことがもうひとつあります。**健康食品やサプリメントの類《たぐい》ですが、これらは真っ先に「やめるべき」**です。

テレビや雑誌、新聞、インターネットには健康食品やサプリメントの情報があふれ、目にしない日はありません。いまの時代、健康食品やサプリメントにまったく関心を持たずにいるというのは相当にむずかしく、おそらく、これまで一度も利用したことがないという人は珍しいぐらいでしょう。

ちなみに、健康食品には法令上の定義はなく、一般的に、通常の食品より「健康の保持増進に役立つ」などの表現で販売されているものをいいます。そのなかで、ある成分を濃縮して錠剤やカプルセルなどの形にしてつくられている製品を、サプリメントと呼びます。

サプリメントは手軽に摂取できるため、子どもから高齢者まで幅広く利用されており、街のドラッグストアでもサプリメントがずらりと並んでいます。

内閣府に設置された「消費者委員会」によると、２０１２年の時点で、60〜70代の32・2％がサプリメントを「ほぼ毎日利用」、26・9％が「たまに利用」と回答しており、約6割の人が何かしらサプリメントを服用しているとの報告がなされています。

それから7年以上経った現在では、もっとたくさんの高齢者がサプリメントを利用していることは想像に難《かた》くありません。なかには、毎日、何種類ものサプリメントを服用している人もいるはずです。

「サプリメントは価格が高いほど効果がある」と考える人が多く、年間を通すとサプリメントに数万、数十万とお金をつぎ込んでいる人もざらにいると聞きます。

しかし、不思議なのは、たとえば、**抗生物質とかステロイドとか病院で処方される医薬品の副作用には敏感な人が多いのに、ことサプリメントに関しては副作用を懸念《けねん》する人がほとんどいない**ように見受けられることです。

説明書きに「天然成分由来」とか「自然素材」とか表記されていると、「安全」「身体にやさしい」と感じるのかもしれません。

しかし、天然成分にはフグやきのこのように毒性の高いものも少なくありませんし、アレルギー症状を起こすものもあります。

それに、**サプリメントといえども化学製品であり、主成分以外は添加物**です。

医薬品の場合は、厳しい規制があるので添加物を安易に使うことはできません。しかし、サプリメントは医薬品に比べると規制がはるかにゆるく、**医薬品より危険な面があります。**

私のクリニックでも、ときどき肝機能の数値が上がっているのに検査をしても原因がわからない高齢の患者さんがいます。そういうときは、必ず「サプリメントを飲んでいませんか」とたずねるようにしています。

すると、山のようなサプリメントを飲んでいることがわかり、やめてもらうと数値がよくなるということがよくあります。

サプリメントも薬と同じように肝臓や腎臓などで代謝《たいしゃ》されて排泄《はいせつ》されます。ですから、**飲みすぎると内臓に負担がかかる**ことになります。

たとえば、多くの人がビタミン類のサプリメントを気軽に服用していますが、脂溶性《しよう》ビタミンのAやEは脂《あぶら》に溶けるため、とりすぎると体内の脂肪に蓄積されて、体調を崩すことがあります。

β《ベータ》カロテンにいたっては、βカロテンを含む緑黄色野菜を多くとる人でがんが少なかったり、試験管内の実験ではがん細胞を死滅させる効果が見られたため、実際に肺がん予防の目的で大量に投与したところ、肺がんによる死亡が増加し、研究自体が中止になったことがありました。これについては、前著『65歳からは検診・薬をやめるに限る！』でくわしくお話ししています。

このように、サプリメントも薬と同じように副作用があります。**実際、薬の副作用のような事例が多数報告されています。**

サプリメントの宣伝は振り込め詐欺みたいなもの

サプリメントをやめるべきなのは、**肝心《かんじん》の効果がはっきりしていない**せいもあります。

たとえば、グルコサミンの宣伝では「関節の主成分だから足腰にいい」「ロコモ予防に効く」などと紹介し、メーカーの研究者などが登場して「効果があることが実証されています」とまことしやかに解説をしています。

しかし、**実際には、「効果はない」とするエビデンスがほとんど**です。

じつは、1980年に、重いひざ痛の患者さんに限ってグルコサミンを投与すると「ごくわずかではあるが差が出た」とする論文がアメリカの有名な医学雑誌に掲載されました。しかし、効果に言及した論文はその1つだけで、その後は、多くの研究を集めた信頼性の高いメタ分析の結果、「変形性膝《ひざ》関節症の患者さんへの治療効果はほとんど期待できない」とするものばかりです。

つまり、**グルコサミンのサプリメントは、たまたまいい結果の出た1つの論文にしがみついて宣伝しているの**です。

サプリメントは形状が医薬品とよく似ているため、薬と同じような効果を期待している人も多いようですが、医薬品とはまったくの別物です。医薬品は臨床《りんしょう》試験などをおこない、有効性や安全性を確認したうえで、厚生労働省が承認したものです。それでも効果のあやしいものがまぎれ込んできます。まして、規制がはるかにゆるいサプリメントなら推《お》して知るべしでしょう。

サプリメントの宣伝を見ていると、あたかも病気の治療や予防に効果があるように聞こえますが、**本当に効果があるなら医薬品に格上げされています。**

ちなみに、同じようなサプリメントや飲料でも「トクホ（特定保健用食品）」のマークがついているものを選ぶという人もいると思います。

トクホは、「糖の吸収をおだやかにする」「骨の健康に役立つ」などと表示することを許可された食品ですが、これらも**メーカーが独自におこなった検査報告書を消費者庁がチェックしているにすぎません。**

サプリメントの宣伝画面の片隅に「これは個人の感想です」「効果・効能を表すものではありません」などと表示されているのを見れば、現実の効果があやしいのは明確です。

私は、サプリメントの広告を目にするたびに、「まるで振り込め詐欺《さぎ》同然だな。違うのは実際に商品が届くか届かないかぐらいだ」と、半ば呆《あき》れながら見ています。

ですから、年齢を問わず患者さんには「サプリメントはやめたほうがいいですよ」とお伝えすることがよくあります。

もちろん、「どうしても飲みたい」「飲まないと落ち着かない」というのなら無理に止めはしません。

ですが、これだけ飽食の時代といわれる**現代で、何か特定の栄養素が欠けていて不健康などということは、まずありえません。**唯一《ゆいいつ》おすすめできるのは、妊婦への葉酸《ようさん》サプリでしょう。

それ以外の、効果より副作用のほうがはっきりしているようなサプリメントにお金をかけるぐらいなら、おいしいものを食べるとか、旅行にいくとか、何か違うことにかけたほうが絶対にお得だと思います。

サプリメントの宣伝など見ないようにするだけでも、健康から意識を遠ざけることができ、それだけ気楽に生きられるようになるはずです。

10 病院通いをやめても問題ない

高齢者の研究データはほとんどない

高齢者には、病院通いが習慣になっているという人もたくさんいます。しかし、年をとるほど、通院することも、決められたとおりに薬を飲むことも、薬代を支払うことも、薬の副作用も、大変になってきます。

ですから、これといって不快な症状を感じているわけでもなく元気なのであれば、あえて病院に行かないのは案外いいかもしれません。先にもお話ししたように、うっかり血液検査などして何かしら異常値がみつかると、病名がついて病気にされてしまうからです。

しかも、そうして**病名がついて治療をはじめても、どれほどの効果があるかは、じつは**

はっきりわかっていない病気がほとんどです。

身も蓋《ふた》もないような話ですが、**高齢者の治療効果は小さいことが予測されるため、だれも研究したがらず、データがほとんど存在しない**のです。

そもそも、薬の効果を確かめる試験というのは、いい結果が出ることを見越しておこなわれます。製薬メーカーは、薬をたくさん売りたいがために、臨床試験をおこなうわけです。

しかし、高齢者というのは早晩みんな亡くなります。そういう自然の寿命が近い対象者の余命を延ばすことができるなどというデータは、よほど強力な効果でもないかぎり、出るはずありません。むしろ、何の効果もないという結果になる可能性が高い。

わざわざ研究をして「この薬は効果がない」という結果が出てしまうと、薬は売れません。**製薬メーカーにとってはリスクが非常に大きいため、あえて臨床試験をおこなわない**のです。

ちなみに、血圧、コレステロールというお年寄りに多い慢性疾患《まんせいしっかん》に関しては多少データがあります。糖尿病についてはほとんどありません。いずれにしても、薬を服用することでそれぞれの数値は下がるものの、寿命には影響がほとんどないとするものばかりです。

このように、高齢になると治療の効果は不透明で、治療をしてもしなくても寿命そのものにほとんど影響はありません。となれば、**長生きのために労力やお金をかけて治療に励むメリットはほとんどない**のです。

楽になるための治療はする

もちろん、胸が苦しいとか呼吸しづらいとか、何かしら自覚症状があれば、話は別です。そういう**自覚症状に対する治療（対症療法）は、高齢者ほどむしろ必要**かもしれません。

5年後の脳卒中の予防のために治療するかどうかは高齢者にとって微妙なところですが、痛みを抑えて楽に過ごすことのメリットは明らかでしょう。

「医療保険は公費だから、あまり使ったら申し訳ない」という高齢の方もいますが、楽になるための治療は、遠慮なくやればいいと思います。

しかし、ちょっとしたことで、すぐに「病院で診てもらおう」というのはひかえたほうがいいと思います。案外、自然とよくなってしまうことも多いからです。

高齢者は病院から離れているほうが、安心に暮らせたりします。これを機に、病院通いの習慣をやめることを検討するのは悪くない選択肢です。病院通いをつづけるかどうか、相談に乗ってくれる医者というのは、結構いい医者だと思います。ぜひ相談してみてください。

11 血圧、血糖、コレステロールの薬をやめていい

高齢者の数値は高めで当たり前

「治療」という言葉を聞くと、たいていは、病気やケガを治したり、症状を軽快させるための行為をイメージするでしょう。ですが、自覚症状がまったくなく、身体のどこにも異常を感じていない段階でおこなわれる治療というのがあります。

代表的なのは、高血圧・糖尿病・脂質《しし》異常症（高コレステロール血症）の3大慢性疾患です。これらは「生活習慣病」とも呼ばれ、多くの場合、じわじわと進行するため自覚症状が乏《とぼ》しく、治療も経過も長期におよぶことがしばしばです。

しかし、**血圧も血糖もコレステロールも、その数値が高いというだけでは、病気ではあ**

りません。

「病気でもないのに、なぜ治療をするの？」

そのように疑問に思う方もいるでしょう。

たとえば、血圧が高い状態がつづくと、脳卒中や心疾患などを起こすリスクが高まります。

血糖値が高いと、失明の恐れもある糖尿病性網膜《もうまく》症や透析の必要が出てくる糖尿病性腎《じん》症など糖尿病特有の併発症が起こったり、足の神経や血管がやられて、切断手術が必要になることもあります。脳卒中や心筋梗塞《こうそく》を引き起こしたりする可能性も大きくなります。

コレステロールの場合は、血中濃度の高い状態がつづくと、心筋梗塞や狭心症《きょうしんしょう》のリスクが高まります。

血圧や血糖値、コレステロール値を下げる薬を飲んだり、食事や運動に気をつけるのは、こうした将来の病気を予防するためです。

つまり、数値を下げることは重要ではなく、その先の脳卒中や心筋梗塞を防ぐことが目的です。

したがって、厳密には、**血圧、血糖、コレステロールの薬というのは「治療薬」ではな**

く**「予防薬」**です。

現役世代なら、数年後の予防のために薬を服用することも必要です。しかし、「もう予防を考えなくてもいい」という年齢や立場になったのなら、こうした薬ももう必要はないはずです。

高齢者にとっての「予防」の意味とは？

高齢者にとっては、そもそも「予防」ということが若いときとは違ってきます。

50歳の糖尿病の人が、50代、60代を元気に過ごすため、というのはわかりやすい予防です。しかし、80歳の高齢者では、80代、90代を元気に過ごすため、というのはそもそも困難で、さらには死ぬまで元気でというわけにいきません。**高齢者の病気の予防は、病気を単に先送りしているだけというのが現実**だったりします。

たとえば、高齢者の糖尿病は進行が遅い場合も多く、糖尿病になってから合併症を発症するまで長期間を要します。中年で糖尿病を発症し、20年間わずらっているような人でも、合併症になる確率は約4割といわれます。

図7　中年患者の糖尿病合併症発症率と治療効果

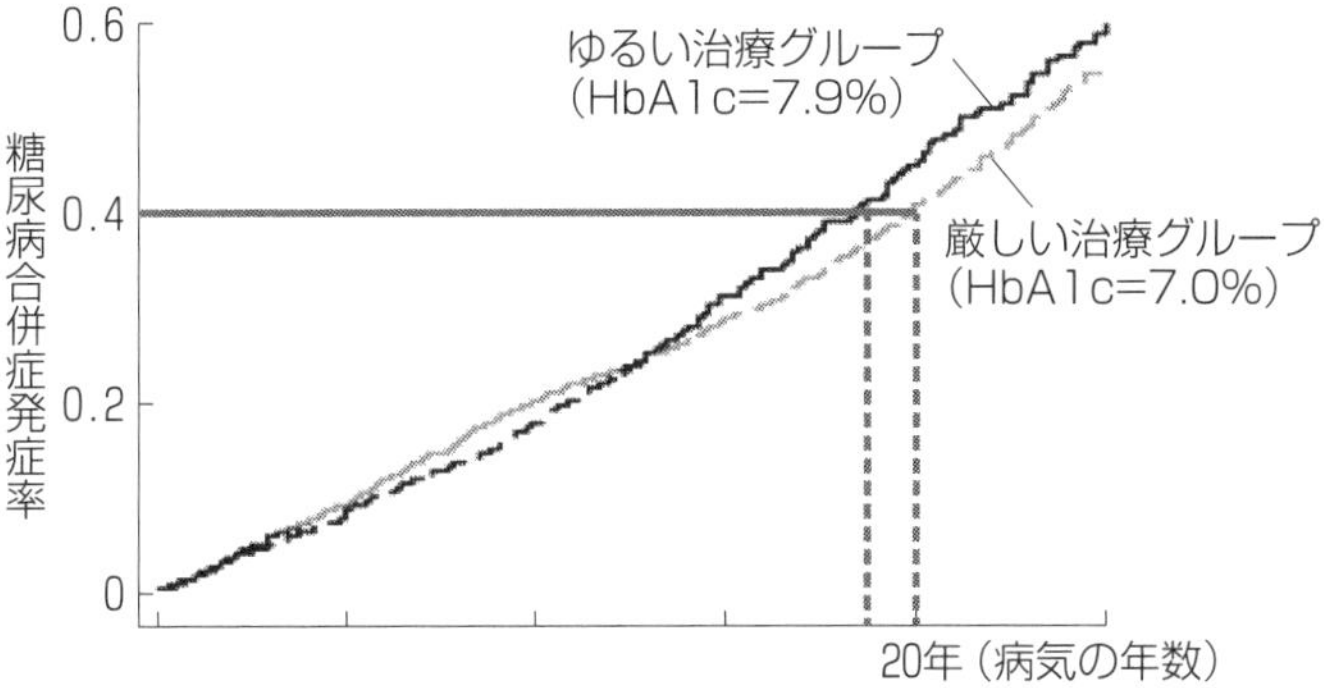

糖尿病患者が合併症を発症する確率は、
厳しい治療もゆるい治療も約20年後に40%と変わらない

出典：Lancet 1998;352:837-53

図7は、中年の糖尿病患者でゆるい治療のグループと厳しい治療のグループを比べ、糖尿病合併症の発症率の違いを表したものです。

糖尿病の治療効果は、HbA1c（ヘモグロビンエーワンシー）という検査で調べるのが一般的です。これは、過去1〜2カ月の血糖値を反映するため、検査当日の食事や運動の影響を受けず、信頼性の高い数値です。

正常値は5・6%未満で、6・5%以上であれば糖尿病と判断していいことになっています。また、合併症予防のためにはHbA1cを7%未満に維持することが望ましいとされます。

さて、図7を見ると、ゆるい治療をしたグループのＨｂＡ１ｃ＝７・９％、厳しい治療をしたグループのＨｂＡ１ｃ＝７％と違いがありますが、合併症を発症する確率は、いずれも約20年後に40％とほぼ同じ結果です。

高齢者についてのデータでなく、図7の中年の人のデータを使ったとしても、70歳でＨｂＡ１ｃ７〜８％の糖尿病になった人の半分ぐらいは90歳までの20年間で網膜症などの合併症や心筋梗塞、脳卒中になる可能性があるということが読み取れます。

しかし、90歳にもなれば白内障などの目の病気をわずらったり、脳卒中や心筋梗塞を発症したりする可能性もまた、それと同じようなものです。**糖尿病の人と糖尿病でない人の違いは、若い人ほど大きくない**のです。

さらにいえば、そもそも90歳まで生きる可能性だって似たようなものです。

中年の糖尿病患者ですら、厳しい治療をする人とゆるい治療をする人で寿命に大きな差のないことが示されています。ということは、**70歳で糖尿病になっても、合併症が出るのは寿命との競争であり、もはや頑張って治療する必要がどれほどあるのか大いに疑問**です。

実際、75歳を過ぎると、糖尿病にかぎらず、高血圧、高コレステロール血症の治療を一所懸命やっている人と、適当にやっている人とでは、寿命は大して変わりません。

図8　高齢者のコレステロール治療効果

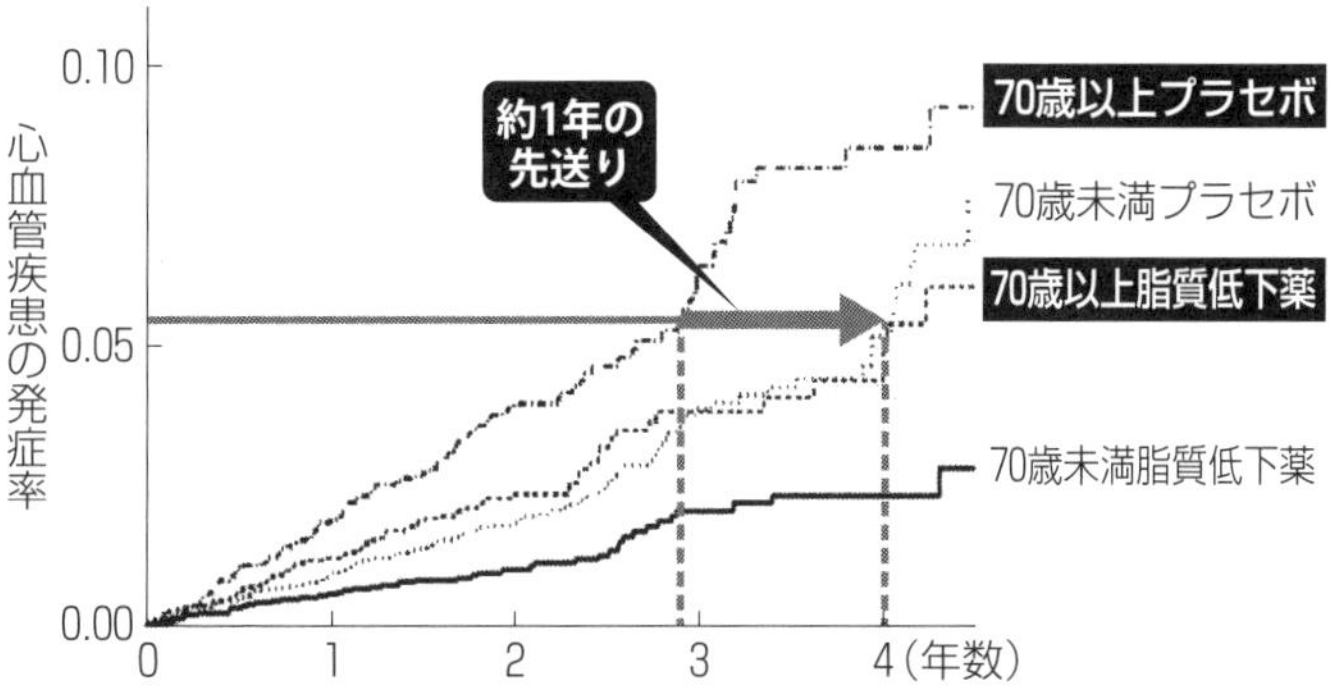

70歳以上で、脂質低下薬で治療した人と偽薬(プラセボ)を使った人を比べると、心血管疾患の発症を1年先送りにしただけ

出典：Ann Intern Med. 2010 April 20;152(8):488

もうひとつ、図8の高齢者のコレステロール治療効果を示したものを見てください。

70歳以上の患者で、一方のグループはコレステロール治療薬（脂質低下薬）を服用し、もう一方のグループには偽薬（プラセボ）を使い、両者を比較しました。

結果は、治療したグループに心血管疾患の発症を1年先送りにしただけ、というものでした。

このように、高齢者が投薬などで血糖を厳しく下げても、コレステロールの治療をしても、治療効果にはたいしたものが見られないのです。これは高血圧も同様です。

先に「血圧は加齢とともに自然に高くな

る」とお話ししたことを思い出してください。血糖値やコレステロール値も同じ傾向にあります。

そもそも年をとれば、どの数値も高めの人が多数派です。逆に、高くないのは少数の「健康のスーパーエリート」だけなのです。

しかも、数値が高いだけで、いまは何の異常もなく病気でないのであれば、さらにスーパーエリートと張り合うつもりがなければ、もはや高齢者が新たに予防薬を飲む理由は見当たりません。

高齢になったら、生活習慣を気にしなくていいのと同じように、こういう予防のための治療からも卒業していいのです。

高血圧より低血圧で具合が悪くなる人が多い

実際には、将来の予防など必要ないほど高齢にもかかわらず、薬を服用している人は驚くほどたくさんいます。たとえば、**70歳以上の5割以上は降圧剤を飲んでいます。**

しかも、血圧、血糖、コレステロールは、いずれも加齢によって上がりやすいため、高齢者には3大慢性疾患をすべて抱えている人が少なくありません。

私のクリニックに来院される高齢の患者さんたちも、その多くは3つの数値が高めなことを気にして、何かしら薬を服用されています。

そのなかには、たとえば、コレステロールの薬を2種類、高血圧と糖尿病の薬をそれぞれ3〜4種類ずつ、さらに胃薬をプラスされて合計10種類もの薬を服用している方もいます。1回2錠、あるいは1日複数回飲むような薬があれば、さらに大変です。

しかも、追い打ちをかけるように、血圧の目標値はどんどん厳しくなっています。

たとえば、80代の人たちが降圧剤を飲まず自然な状態で血圧を測ったとしたら、上の血圧の平均は160〜170ぐらいです。

しかし、**日本高血圧学会は、75歳以上の高齢者でも、**

「上の血圧は140未満、下の血圧は90未満を目指しましょう。糖尿病などの合併症があり、治療に耐えうるのであれば、さらに**上は130未満、下は80未満にコントロールするのが望ましい**」

などといいだしました。

130というのは、薬を飲んでいない平均的な高齢者の血圧よりはるかに低い数値で、

現役世代でも薬を飲んでいない人の標準です。

しかも、「75歳以上」ということは、90歳でも100歳でも同じです。100歳の人に、薬を使って現役世代の健康な人たちと同じレベルの血圧を目指せというわけです。

血圧の薬には、血管を拡張させるもの、心臓の収縮を抑制するもの、尿の排泄《はいせつ》をうながすものなど、いろいろなタイプがあります。単剤だけということもありますが、高齢者の血圧は高めなので、それらを複数組み合わせて使うことも少なくありません。

そうして、薬をたくさん使って高齢者の血圧を無理やり130まで下げると、どうなるでしょうか。

じつは、**薬で血圧を下げすぎたために、めまいやふらつきなどが起きたり、うつ病のような症状が出たりする**ことがよくあります。さらには、意識消失や腎不全など低血圧にともなう症状によって病院に運ばれる人も少なくありません。

高血圧は基本的に無症状のことが多いですから、脳卒中などの先送り効果を別にすれば、**薬の副作用による低血圧で具合が悪くなる人のほうが、はるかに多い**のです。

血圧が高くても9割は脳卒中にならない

それでは、肝心の予防効果のほうはいったいどうなのでしょうか。副作用に見合うほどの効果はあるのか、いくつかの研究データから検証してみます。

まず、70代で血圧が140未満と正常な人が5年間で脳卒中を起こす割合は3％です。上の血圧が160以上と高めの人がそのまま放っておいて5年間で脳卒中を起こす確率は10％です。一方、70代で高血圧の人が降圧剤を飲んで140～150まで下げると、脳卒中の発症率は5年間で10％から6％に、つまり4％下がります。

ここからわかるのは、次のことです。

「70代になると血圧が正常でも、3％の人は脳卒中になる」
「血圧が高くても脳卒中になるのは10％程度」
「血圧が高くても90％の人は脳卒中にならない」
「高血圧の人が薬を飲んで血圧を下げると、5年間で4％減らす効果がある」

要するに、**高齢者の高血圧であっても、５年ぐらいでは９割は脳卒中にはなりません。**薬を飲んでも飲まなくても９割の人は脳卒中にならないとしたら、薬を飲まずに脳卒中にならない９割に入ることを期待して、薬を飲まないというのも悪くありません。ましてや血圧が１４０〜１５０であれば、さらに脳卒中になる危険は少ないのです。

次に、より高齢の80歳以上を対象にした研究ではどうでしょうか。

高血圧の人を降圧剤を飲むグループと飲まないグループとに分けて比較したところ、飲んだほうが脳卒中が年率１・７７％から１・２４％まで少なくなるという結果が出ています。先の70代の結果に合わせていえば、５年で８・８５％の脳卒中が降圧剤による治療で６・２％まで少なくなるということです。

降圧剤を飲むか飲まないかで、５年で２・６５％の差があるということです。

70代の４％に比べてもやや小さくなって、３％に満たないこの数値をどうとらえるか、70代のときより微妙です。薬を飲もうが飲むまいが、５年のあいだに脳卒中にならない人が91・１５％というのも似たような状況です。

血圧の治療基準がどんどん厳しくなり、高齢者が、低血圧になって倒れるまで降圧剤を飲まなくてはいけないというのは、どう考えてもおかしな話です。**脳卒中の予防のことだけではなく、低血圧の副作用についても、もっと情報提供がなされるべき**です。

高血圧ばかりが悪者になり、低血圧の害についてはあまり知らされない。ここに**薬を売りたい製薬会社の思惑が、裏で大きく働いているのは、おそらく間違いない**でしょう。

高齢者の血圧を130まで下げることになれば、売上はいまの倍以上になるかもしれません。高齢者が薬を飲んで血圧を下げても、脳卒中の先送り効果がわずかにあるばかりで、低血圧の副作用は大きくなり、厳しい治療は製薬会社のためにしかならないなんてバカげています。

血糖値は高すぎるより低すぎるほうが危険

数値を厳しくコントロールしすぎて、かえって具合が悪くなる。糖尿病ではこうした事例が高血圧と同様に起こっています。糖尿病は、血糖値を抑えるホルモン「インスリン」が効きにくくなったり不足したりして血糖値が高くなる病気です。

先に述べたように、合併症予防のためにはHbA1cを7%未満に維持することが望ましいとされます。

とはいえ、これまで見てきたように、厳しい治療でも寿命に大きな効果がなく、数年の合併症の先送り効果しかない状況で、高齢者に同じ目標というのはナンセンスです。

しかし、**日本糖尿病学会の治療ガイドラインでは、**認知機能が正常で日常生活の制限がない人では、高齢者以外と同様に**「65歳以上の人も7％未満を目標」としています。**

こうした背景があってか、糖尿病の専門医はとりわけ血糖にこだわり、高齢の患者さんにも非常に厳しい治療を課します。私から見ると、**１２０歳まで生かすつもりで治療をしているかのよう**です。

高齢者に対して厳しすぎる治療というだけでなく、薬の使われ方も異常です。

血糖降下剤には、肝臓が糖をつくるのを抑えインスリンを効きやすくするビグアナイド系薬剤、小腸での糖の吸収をゆるやかにするα《アルファ》グルコシダーゼ阻害《そがい》薬、膵臓《すいぞう》でのインスリン分泌《ぶんぴつ》を促進するスルホニル尿素《にょうそ》薬、糖の排泄を調節するＳＧＬＴ２阻害薬など、いろいろなタイプがあります。

糖尿病の治療の世界標準は、そのうちビグアナイド系薬剤のメトホルミンという薬を、単剤で少なくとも１５００㎎まで使って様子をみるという方法です。高齢者でも腎臓の機能が悪くないかぎり、まず、この治療法がおこなわれます。

メトホルミンは古くからある薬で、合併症予防効果が認められていて価格も安いため、第一選択として広く推奨されています。イギリスでは、第一選択でメトホルミンを使わないと、公費で認めてもらえません。

ところが、**日本では、**前述したさまざまな薬が横並びで自由に選択していいようになっています。そのため、メトホルミンだけで様子をみるという方法が選ばれず、はじめからいろいろな薬を組み合わせるという、**世界基準に照らし合わせると間違った治療が標準になっています。**

しかも、**新薬で高価な薬から処方するという傾向**が強く見られます。製薬会社は新しくて高い薬の宣伝を大々的にやりますから、その影響が大きいのだと思います。

私の診ている患者さんで糖尿病の専門医にもかかっている人であっても処方薬を見ると、「どうしてこんな処方になっているんだ」と疑問に感じることがしばしばです。

そうして、**血糖降下剤をたくさん服用することで、低血糖を起こす患者さんがたくさんいます。**

低血糖の症状としては、動悸《どうき》や冷や汗、ふらつきやそれによる転倒などがありますが、それを過ぎると昏睡《こんすい》状態になり、命に危険がおよぶこともあります。

糖尿病患者の入院の原因を検討した研究結果でも、**高血糖で入院される患者さん1人に対して、低血糖で入院されるのはその10倍**です。血糖値は高すぎるより、低すぎるほうが、むしろ危険な面があるのです。

厳しくコントロールしてもたいした効果なし

また、高齢者には、たとえば肺炎などが悪化して入院をしたときに、血糖値が高いことがわかり、そのまま糖尿病の治療がはじまるということがよくあります。しかも、血糖値だけを目安にして治療法を選択するため、経口《けいこう》薬より即効性のあるインスリン療法を導入することがしばしばです。

しかし、そのようなケースでは、たいていは肺炎などの病気が改善してくると体調もとのってきて、血糖値も自然に下がってきます。**インスリンが必要になるのは一時的なものであることが多い**のです。

そのため、退院できるほど体調が回復した状態では、インスリン療法ではきつすぎるた

め、今度は低血糖状態になり、肺炎はよくなったはずなのに、また体調不良におちいると
いうことがあります。

**インスリンの注射は一度打ちはじめたら、ずっと打ちつづけなくてはいけないと思って
いる人も多いようですが、**そんなことはありません。この例のように、**やめられる人はた
くさんいます。**

高齢者に厳しい治療を課すことに疑問を感じる理由は、こうした副作用の問題だけでは
ありません。

そもそも、**高齢者以外でも薬で血糖値を下げて、期待するほど合併症を防ぐことはでき
ないことが、これまで数多くの研究によって示されてきた**からです。

たとえば、ＨｂＡ１ｃを８％から７％にまで１％減らすと、網膜症や腎症の発症を
１００人から88人に減らすことができたという研究結果があります。これは89ページ図７
のグラフで見ると、ほとんど同じに見えるような小さな効果です。

この効果をいいかえれば、発症する確率を12％減らすことはできるけれど、88％の合併
症は厳しい治療によっても防ぐことはできなかったというものです。またこの予防効果の

大部分は網膜症の予防によるもので、脳卒中については、ほとんど減らすことはできず、寿命を延ばす効果もなかったという結果です。

また、ＨｂＡ１ｃを７％まで下げると合併症が減ることは認められているものの、さらに６％まで下げても結果はほとんど変わりません。寿命が短くなったという研究結果もあります。さらにこれらの研究結果は、高齢者を対象にしたものではなく、高齢者に対する治療効果はさらに微妙なものかもしれません。

このように、高齢者でなくても血糖値は低ければ低いほどいいというわけではありません。にもかかわらず、日本糖尿病学会は高齢者に対しても「７％よりさらに下げろ」といっているのですから、意味がわかりません。

血糖値を厳しくコントロールしたところで、たいした効果がなく、寿命にも影響がないのなら、薬を減らして、食事運動療法もほどほどに、ゆるい治療にして、副作用も減らしたほうが、よほど身体にいいし快適に生きられます。

高齢者がコレステロールの薬を飲むと早死にする

血液検査を受けると引っかかりやすい項目のひとつが、コレステロールです。**日本の基準値が低すぎて、健康な中高年者でも約半分は異常高値になってしまう**のです。そのため、医師から「コレステロールが基準値を超えると、血管が詰まりやすいから薬を飲んだほうがいい」とすすめられて、コレステロール降下剤を服用している人がたくさんいます。

コレステロールの薬は、血中のコレステロール濃度を下げる効果が認められていて、心筋梗塞や脳梗塞の予防効果があり、大きな副作用もないものが多いとされます。

ところが、**高齢になってコレステロール降下剤を飲んでいる人は、飲んでいない人より早死にだという研究報告が多数あります。**そのうちのひとつを次ページの図9に示します。

高齢者でコレステロール降下剤（脂質低下薬）を服用しているグループと薬なしのグループを比較すると、治療年数1年を過ぎたあたりから、服用グループのほうが死亡率が高いカーブを描いています。

これは、薬の副作用によって、がんになったり脳出血になったりする可能性が示されています。

図9　高齢者のコレステロール治療と死亡率

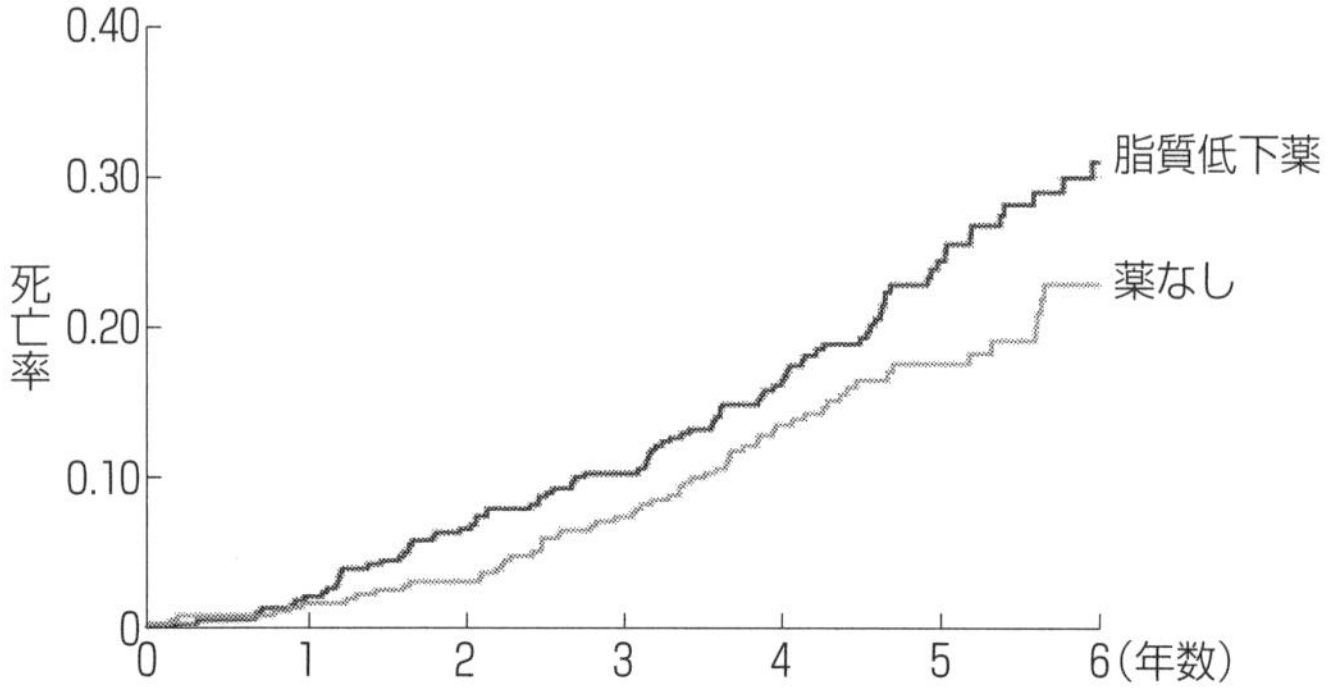

脂質低下薬を飲んでいる高齢者は飲まない人より
早死にする傾向がある

出典：JAMA Intern Med. 2017;177:955

　また、**薬を飲んでいない高齢者でも、コレステロールの値《あたい》が高い人のほうが長生きする**という研究結果も出ています。私自身が関わった自治医大の研究はそのひとつです。

　さらに、コレステロールの治療に関しては、日本老年医学会から、

「終末期になったら、服用中のコレステロール剤（スタチン）を中止しても安全であり、むしろ、やめたほうが患者さんのQOLの向上、医療費削減につながる」

との指針が示されました。

　要するに、**「寝たきりになったら、コレステロールの薬はやめていいですよ」と「治療のやめどき」が示された**のです。

しかし、**これは寝たきりの人に限ったことではない**ように思います。

寝たきりの人がやめていいように、通院できるようなもっと健康状態のいい人は、通院をやめ、それに費やしていた時間やお金をほかに使うことができれば、寝たきりの人よりさらに大きなメリットがあるかもしれません。

12 すべての予防薬をやめてもいい

薬のやめどき・減らしどきのサイン

ここまでのおさらいをすると、高齢になるほど、高血圧、糖尿病、高コレステロール血症の3大慢性疾患が増えます。

しかし、高齢者が、血圧、血糖、コレステロールのそれぞれの値を薬で下げることに、あまり意味はありません。数値を下げても治療効果は小さいうえに、寿命もたいして変わらないからです。むしろ、投薬や食事療法で厳しくコントロールしすぎると、かえって、体調不良を起こします。

私は、きつい治療によって体調を崩している高齢者が、薬を減らして治療をゆるめると、

みるみる元気を取り戻すという姿をたくさん見てきました。

このように、高齢になると、予防薬はメリットよりデメリットのほうが、相対的に大きくなります。明日の予防より、いまの元気な生活をすすめる理由です。

この**「メリットよりデメリットのほうが大きくなる」というのは、薬の「減らしどき」「やめどき」のサイン**です。

たとえば、40代、50代のころから血圧や糖尿病の薬を飲んできて、「この先もずっと飲みつづけないといけない」と思い込んできた人は、いきなり「もう飲まなくてもいいですよ」といわれても、なかなか納得できないかもしれません。

ですが、現役世代と高齢者とでは、治療の意味が違います。現役世代は、50代、60代の病気を70代へ先送りしたければ、予防はしたほうがいい。

しかし、明日のことより今日の一日、「脳卒中か寿命か、どちらが先か」というような年齢になったら、くるかどうかもわからない将来の、しかもわずか数%の可能性のために、お金や労力を費やし副作用に耐えて予防をつづけることにどれほどの意味があるでしょうか。そのことをよく考えてみてください。

高齢になって余生も残りわずかになってきたのに、まだ将来のための予防にしばられた

ままでいるつもりですか？

重ねていいますが、現役を退いて子どもも自立し、親も看取って社会的な責任が小さくなり、むしろ老後資金の問題や薬のデメリットのほうが心配になる年齢になったら、もうそれまでの人生とは違います。

健康に対する価値観も違って当然です。むしろ、現役時代と同じように健康を維持しようとすることこそ、無理があります。

「健康にしがみつくのはもうやめる」
「予防はしない」

そう決心がつけば、**最終的には、すべての予防薬をやめてしまってもいい**と思います。

少なくとも、薬をつづけるのがひとつの選択肢であるのと同様に、**やめるのも選択肢のひとつ**です。

薬をやめて万一のことがあっても、それは寿命

ただし、薬によっては、急にやめたり変えたりすると、数値が大きく変動して危険な状態になることもあるので、**必ずかかりつけの医師と相談をしながら、徐々に減らしていくようにしてください。**また一度やめたとしても、体調が悪化するようなら、いつでも治療を再開すればいいのです。

ただ、とくに高齢になってから治療をはじめた人、あるいは基準値の周辺で治療をはじめた人などは、そうした危険は少なく、案外安全に治療をやめられる人が少なくありません。

「子どもも自立したし、母親も看取ったので、そろそろ治療をゆるめてもらえませんか」

「減らせる薬があれば減らしてください。そのぶんお金を貯めて旅行にでもいこうと思います」

このように話をすれば、たいていの医師は減薬に応じてくれると思います。

私は、薬を使いすぎてむしろ低血圧や低血糖の状態で体調不良になっている人たちに対しては、思いきって薬を中止し、血圧や血糖を上げて体調がととのうまで待ってから、治療をやり直すこともあります。

いったんは数値が悪くなっても、そこから徐々にコントロールして、以前よりゆるくしたところで落ち着いた状態にしたほうが、はるかに調子がよくなります。しかも、減薬してコントロールをゆるめても、脳卒中や合併症の危険はほとんど変わりません。

とはいえ、薬を減らしたりやめたりした翌日に心筋梗塞が起きてしまう、というようなことはありえます。しかし、それが、薬をやめたせいかどうかはわかりません。飲んでいても心筋梗塞や脳卒中を起こす可能性はありますし、偶然そのタイミングで発作が起きたにすぎないのかもしれません。

ただ人の心理として、ずっとつづけてきたことを急にやめて何か異変が起こると、「やめたせいだ」との思いにとらわれやすいものです。

また、そういうことが起きた場合に、「先生が薬をやめてもいいというからやめたのに、どうしてくれる。責任をとってくれ」などと訴えられるリスクを考慮して、減薬を渋る医師もいるかもしれません。

薬をやめるにあたっては、そういうこともありうるということを、心に留めておく必要はあります。

「薬をやめて万一のことがあった場合には、寿命だと思って諦める」

そういういさぎよさがあれば、死に直面してもジタバタすることなく、おだやかな最期を迎えられるでしょう。

その覚悟のあることを、医師にもしっかりと伝えれば、おそらく減薬に協力してくれるはずです。

私自身は、たとえ訴えられても、高齢の患者さんには「薬はやめていいんですよ」と伝えつづけていきたいと思います。

高齢者にとって、この先は貴重な時間です。お金を使って厳しい治療をして、かえって体調を崩してつらい思いをするより、治療をゆるめて快適に暮らしたほうが、はるかに幸せだと思うからです。

あるかないかわからない。そんな不確かな将来より、いまこの瞬間をご機嫌で過ごすことのほうが大切だと思います。

13 本当に価値のある治療はつづけるべき

長生きすればだれでも心不全になる

健康・長生きを考えなければ、高齢者がやめられない薬というのは、あまりありません。たとえ病気の治療薬であっても、「副作用がきつい」などメリットよりデメリットのほうが大きければ、医師に相談してやめることは可能です。

ただ、先に述べたように、息苦しいとか動悸がするとか何か症状があって、それを抑えるために飲んでいる薬は、わざわざやめることもないでしょう。

たとえば、**高齢者には、3大慢性疾患と並ぶぐらい「心不全」が多くなります。**死亡原因として耳にすることの多い心不全ですが、病気の名前ではありません。

なんらかの原因で、心臓のポンプ機能が低下し、全身に血液を十分に送り出せなくなると、内臓など身体のあちこちで血液によってもたらされる酸素や栄養が不足し、さまざまな症状が出現します。

こうした「心臓の働きが不十分になって起こる身体の状態」のことを心不全といいます。心不全をきたす原因には、心筋梗塞や心臓弁膜症《べんまくしょう》、狭心症《きょうしんしょう》など心臓の病気もありますが、たとえば、高血圧などによって長年、心臓に負担がかかりつづけたことで起こることもあります。

要するに、長年働きつづけてきた心臓も老化してきて、心不全を起こしやすくなるのです。日本では高齢化にともない、高齢者の心不全も増えつづけています。

心不全には、急に心不全の症状が出てくる「急性心不全」と、心不全の状態が慢性的につづく「慢性心不全」とがあります。高齢者は、加齢にともなって心臓の機能や筋肉がおとろえてしまうため、慢性化しやすく、入退院をくり返すたびに悪化する傾向があります。

また、高齢者の心不全には、ポンプで血液を送り出す機能より、全身の血液が心臓に戻る機能が低下する「拡張不全」が多く、全身に配られた血液が静脈や肺などに滞《とどこお》ってしまうため、むくみや動悸、息切れ、倦怠感《けんたいかん》などの症状が現れますが、老化の症状と区別が難しいこともあります。

つらさを緩和する対症療法は大切

心不全を放置していると、どんどん息苦しくなったり、むくみがひどくなったりして、生活に影響が出てしまいます。したがって、**薬を使って息切れなどの症状を改善することは、生活の質（QOL）をよくすることにもつながります。**

心不全の治療に使われるのは、まず利尿剤《りにょう》です。身体に溜まった水分やナトリウムを尿にして排泄することで、うっ血を改善し、全身症状を軽くします。また、おとろえた心臓の機能をおぎなって、血液を押し出す力をサポートする強心剤や血管拡張剤などが使われることもあります。

血管拡張剤や利尿剤は、若い世代に多い収縮不全に対しては治療をすることで寿命を延ばす効果のあることが確認されていますが、高齢者に多い拡張不全では寿命を延ばす効果は認められていません。

しかし、**寿命を延ばす効果がなくても、その場の症状を軽くしてくれるのであれば、高**

齢者にとっても有益といえるでしょう。心不全の治療薬は、自分自身の症状と相談しながら調節すればいいと思います。

ただ、高齢者の長期にわたる心不全治療はなかなか大変で、入退院をくり返したりしながら、徐々に進行し、寝たきりになっていくというコースを避けがたいものです。症状をよくする治療として、心不全そのものの治療から、いずれモルヒネなどの緩和《かんわ》ケアへと移行することも必要になってきます。

あるいは、心臓移植、iPS細胞（血液や皮膚の細胞からつくることができる万能細胞）による治療が可能となれば、やめどきがむずかしく、治療の中止が死につながる人工透析の問題と重なる部分があります。

ただ心不全も、透析と同様、いつでも治療をやめる選択は可能だし、いつ再開してもよいというのは同じです。

ほかにも、たとえば、心不全同様、進行すると歩くのも着替えるのもままならないほどの呼吸困難をともなう「慢性閉塞性肺疾患《まんせいへいそくせいはいしっかん》（COPD）」なども、症状を緩和させる治療のメリットは大きく、高齢になってもあえてやめる必要はありません。

ちなみに、慢性閉塞性肺疾患の一番の原因はタバコであり、喫煙経験の長い患者さんには禁煙が求められます。

しかし、治療を受けながら、タバコを吸いつづけている人もいます。酸素療法といって酸素を吸入している人は、引火すると爆発や火災の危険があるため、タバコはやめなければいけませんが、高齢であれば、酸素は吸わず、タバコを吸って、それでそれなりに生活が成り立てば、それもまたありかなと思います。

もっとも、支援する側の医療者は、そんな勝手な患者は支援したくないということがあるかもしれません。でもそんな差別をしないのが、プロの医療者というものでしょう。

このように、高齢者にとっての治療は、予防よりその場の症状を楽にする対症療法にこそ、価値があると思います。

ワクチンは抵抗力のおとろえた高齢者にも有効

高齢者にとってメリットのある医療行為として、もうひとつ、「ワクチン接種《せっしゅ》」があります。ワクチンは「病気予防」に含まれますが、3大慢性疾患に対する予防薬などとは、まったく性質が異なります。

日本人の多くは、どういうわけか薬の効果は疑わないのに、ワクチンの効果を疑問視する傾向があります。副作用についても、薬よりワクチンのほうが敬遠されがちです。

しかし、世界保健機関（WHO）は、公衆衛生上の10の脅威《きょうい》のひとつとして、こうした「ワクチンを避ける態度」をあげています。

ワクチンの効果がどれほどなのか、あらゆる医療行為のなかでもっとも有効といわれる「はしか（麻疹《ましん》）ワクチン」を例に見てみましょう。

はしかはもっとも感染力の高い病気のひとつで、ウイルスに触れると免疫《めんえき》のない人（はしかに対しての抵抗力のない人）は１００％感染するといわれます。

特効薬がなく、治療法も確立していないため、感染したら対症療法によって熱を下げたりしながら、自然に治るのを待つしかありません。要するに、**本人の抵抗力が唯一《ゆいいつ》の武器です。**

はしかワクチンを接種すると、95%の確率で免疫を獲得《かくとく》できると報告されています。つまり、ワクチンによって、**抵抗力を強力にバックアップすることができる**わけで、予防接種がもっとも有効な治療法といえるのです。はしかワクチンを導入した国では、次々とはしかが排除されています。

ところが、2000年に撲滅《ぼくめつ》宣言を出したアメリカで、再びはしかが流行して大きな話題になっています。

ワクチンの効果を疑問視したり、科学的根拠がないまま副作用があると煽《あお》ったりする誤情報が拡散したことで、ワクチンの未接種率がじわじわと上昇。そこに、流行地域の東欧やイスラエルからの旅行者や、そこを訪れて帰国した人などがウイルスを持ち込み、ワクチン未接種の人に感染が広まったと考えられています。

アメリカの**ニューヨーク市では2019年になって非常事態宣言が出され、ワクチン未接種者には罰金を科す方針を明らかにしました**。これは、はしかワクチンの有効性が高いことの証《あかし》といえましょう。

はしかだけではありません。風疹《ふうしん》やB型肝炎《かんえん》ウイルスなど、**ワクチンの開発されている感染症に関しては、発症してから薬で治療するよりワクチンによって予防をするほうが、はるかに効果が大きい**ことが、多くの科学的なデータによって示されています。

そして、これは、有効性についてとかくいわれがちな**インフルエンザのワクチンについても同じ**です。

インフルエンザは、近年、タミフルやリレンザ、ゾフルーザなど治療薬が次々と開発されていることから、「効果が微妙なわりに副作用の強いワクチンを打つより、かかってから薬で治したほうがいい」という人も少なくありません。

しかし、**高齢者がインフルエンザにかかると、肺炎を合併する率が高く、そのまま寝たきりになったり、死亡することがあります。**また、ワクチンは毎年1回の接種ですみ、副作用も少ないですが、実際にインフルエンザにかかると、熱が出て、あちこちが痛み、数日は薬を飲んでと、ワクチンより大変です。

インフルエンザの予防接種は、かからないようにするだけではなく、感染しても重症化させないことも目的です。

高齢者の場合、ワクチン接種は、介護施設などに入所中の高齢者のインフルエンザによる入院や肺炎、さらに死亡の可能性を半分に減らすという報告がありますが、外来に通院するような元気な老人の入院や肺炎、寿命に関する効果は、はっきりしていない面があります。

ワクチン接種の効果は、抵抗力の低い、介護が必要になるようなお年寄りほど高いのです。

肺炎球菌ワクチンのすすめ

高齢者（65歳以上）が対象となる定期接種に「肺炎球菌ワクチン」がありますが、心不全や慢性閉塞性肺疾患がある人、あるいは介護を必要とする人には、ぜひ受けることをおすすめします。

「肺炎」というのは、肺の組織が細菌やウイルスなどの病原体に感染し、炎症を起こした状態です。せきやたん、発熱、息苦しさなど症状が風邪《かぜ》と似ているため見落とされがちですが、**肺炎は放っておくと重症化しやすく、抵抗力の弱い高齢者は注意が必要**です。

肺炎は、65歳以上の死亡原因の第4位、80歳以上では第3位、また、肺炎で亡くなる人の約98％が65歳以上と、高齢になるほど死亡率が高くなります。

肺炎とひとくちにいっても、誤嚥《ごえん》性肺炎やマイコプラズマ肺炎など、さまざまな種類があります。そのうち、**肺炎の原因菌としてもっとも多いのが肺炎球菌で、肺炎全体の約2割**を占めます。肺炎球菌はせきやくしゃみなど飛沫《ひまつ》感染するため、ワクチン接種による予防が非常に有効です。

あちこち出かけている元気な高齢者に対する効果については微妙な面もありますが、介護施設に入所している高齢者では、肺炎球菌ワクチンを接種することで、肺炎球菌が原因の肺炎を7～8割ブロックできるとのデータがあります。

ワクチンを注射したところが腫《は》れて痛んだり、発熱したりという副作用はありますが、**肺炎球菌による肺炎は重症化しやすいので、デメリットよりメリットのほうが大きい**といえます。

肺炎球菌ワクチンの定期接種は、２０２３年までは、該当する年度に、65歳、70歳、75歳、80歳、85歳、90歳、95歳、１００歳になる人が対象となり、**公費助成が受けられます**。自治体によっては一部自己負担となりますが、そのコストより、高齢者が病気になってから治療をするコストのほうが、はるかに高くつきます。また公費助成の範囲外ですが、**5年後に2回目の接種がすすめられています**。

その点を考えると、元気な高齢者であっても、肺炎やインフルエンザの苦しい症状を避けるだけでも、肺炎球菌もインフルエンザも予防接種を受けておいて損はないと思います。もちろん受けない選択肢はありますが、１回受ければとりあえず終了で、高血圧や糖尿病のように毎日薬を飲んだり、月に１回通院という負担もないのですから。

帯状疱疹ワクチンのすすめ

帯状疱疹《たいじょうほうしん》は、水ぼうそうのウイルスが治った後も身体に潜《ひそ》んでおり、そのウイルスがふたたび暴れだし、身体の片側に発疹《はっしん》と痛みをきたす病気です。

とくに高齢者では、帯状疱疹が治った後も長期にわたって神経痛を残すことがあります。この帯状疱疹後の神経痛の予防にもワクチンが有効です。**50歳を過ぎたら水痘《すいとう》ワクチンを1回接種します。これによって帯状疱疹後の神経痛が半分以下に抑えられる**ことが示されています。

また、世界ではさらに効果の大きな帯状疱疹ワクチンが使われています。日本ではまだ手に入りませんが、厚生労働省にはすでに承認され、近いうちに日本でも使えるようになるはずです。

この**新しい帯状疱疹ワクチンは、帯状疱疹後の神経痛を90％以上予防する**という大きな効果が報告されており、多くの人が、日本での発売をいまかいまかと待っているところです。

14 「上手に死にたい」願望を持たない

ちょっといい加減ぐらいの人がおだやかな最期になる

日本人の４人に１人が65歳以上という「超高齢社会」になったということは、たくさんの人が亡くなっていく「多死社会」にもなったということです。

そうした状況から、自分の死に方を考え、「元気で長生き願望」の先に、「上手に死にたい願望」を持つ人も増えています。いい換えれば、健康をコントロールし、死までコントロールしたいということですが、先述したとおり、死を自己決定することなどできません。

私はこれまで３００人以上の高齢者を看取《みと》ってきました。その方たちの終末期を見ていると、ピンピンコロリとはいかなくても、なんとなくうまく亡くなられる方と、最期《さいご》までつらい思いをしながら亡くなられる方との、大きく2つのパターンに分かれます。

まず、**真面目で一所懸命な人というのは、「死」に対しても真剣に向き合ってしまうため、晩年になって行き詰まり、苦しい思いをすることがよくあります。**

たとえば、こんなケースがありました。末期がんで余命が長くないと告げられている患者さんが、「何を食べたらいいでしょうか」と質問をされたのです。その段階では、もはや食べたいものを食べればいいと思うのですが、そのように伝えると、おそらく「見放された」と感じて、さらにつらい思いをすることになりかねません。

そこで、「何か食べたいものはありますか?」とたずねて、ご本人の気持ちに添いながら、栄養にもいいような話をして返事をしました。

この患者さんのように、最期の最期まで自分の生や死に向き合おうとする人より、「いまさら何を食べても変わらないから、好きなものだけ食べていいよね」といえるような、**ちょっといい加減ぐらいの人のほうが、案外、終末期をうまく乗り越えて、おだやかな最期を迎えられる**ように思います。

これまで「真面目に一所懸命生きてきた」と自負されている方は、最期ぐらいは背負ってきたものをすべておろして、**一所懸命をやめて、好きなように、気を楽に過ごすといい**

と思います。それがなかなかむずかしいのが現実ではありますが、そのほうが残された時間がかえって長くなり、長いだけでなく有効に使えるかもしれません。

お金のある人ほど死を受け入れにくい

先に「老後資金を心配しながら長生きするより、寿命が短くなっても好きなことをして余生を楽しんだほうがいい」というお話をしました。ならば、資産に余裕のあるお金持ちは、長生きしても気楽に生きて、おだやかに死ねるかというと、じつはそうでもありません。

近年、「健康格差」という言葉がよく使われるようになりました。これは、人によって健康の度合いに差があり、それはどこから生まれるのか、つまり、人々の健康状態を規定するものは何か、ということです。

これまでは「生活習慣をどれだけ気をつけるかが、その人の健康や寿命にとって大きな影響を与える」として、だれもが「生活習慣」を改善することに一所懸命でした。しかし、そうして**みんなが生活習慣を改善したことで、**生活習慣はもはや「健康決定因子（ソシアル・デターミネント・ファクター）」ではなくなりました。

とくに高齢者ではその傾向があります。生活習慣に大きな問題がないからこそ、**長生きできた**という側面があります

そこで、みんなが健康になったなかでも「より健康」「より長生き」になるには、いったいどのような要素が必要なのかと考えられるようになり、行き着いたのが、たとえば次のようなものです。

- 家族がいるかどうか
- 学歴はどうか
- どんな仕事についているか
- 所得はどれほどか　等々

こうした社会的・経済的・政治的・環境的な条件は「健康の社会的決定要因（ソシアル・デターミネント・オブ・ヘルス）」として研究が進んでいます。

要するに、社会的な格差と健康とが結びつけられ、簡単にいえば**「富裕層＝健康」「貧困層＝不健康」という構図ができた**わけです。

格差問題の解決には、貧困を解決することが必要だと考えがちですが、そこへ意外な研

究結果が報告されました。「格差が小さい社会は健康度が高く、幸福になる」という研究です。

たしかに、生活レベルがみんな似たり寄ったりで敵対することがなければ、貧困者だけでなく、裕福な人もさらに健康状態がよくなるかもしれません。

しかし、高齢者においては、話はそう簡単にはいきません。

高学歴の人も、高収入の人も、例外なく徐々におとろえます。そして最後には死にます。「健康格差の原因は、個人の生活習慣でなく社会そのものの構造にある」といってみたところで、「健康を維持することが幸福だ」という範囲内の話でしかないからです。

「健康格差をなくすと全体が幸福になる」という理屈《りくつ》は、高齢者になる前の世代には有効でも、失われゆく健康や死を前にする高齢者には、成り立ちません。**健康を失うという点でも、必ず死ぬという点でも、そこに格差などない**というのは当たり前のことです。

個別の状況を考えれば、さらに明らかです。

「お金持ち＝健康＝長生き＝幸福」かというと、決してそうはなりません。なぜなら、お金のある人が長生きを考えると、お金に糸目をつけず医療費を払って延命しようとして、かえって不健康期間が長くなり、最期までジタバタするということになりがちだからです。

実際、お金のある人が、死を受け入れられなくて、あたふたするのをよく見ます。そうして**医療にお金をつぎ込んでも老化を防ぐことはできないし、ましてや死を避けることは絶対にできません。**お金でなんとかしようという手段があるからこそ、うつ状態になりやすいというのは、ある面理屈が通っています。

それに対して、お金がないとどうしようもなくてうつになりやすいなどと考えがちですが、必ずしもそうではありません。**お金に余裕のない人のほうが、いつまでも元気でとか、できるだけ長生きをとか考えず、静かに死を受け入れておだやかに逝《い》ける場面もよくあります。**

高齢になり、死が近づけば近づくほど、社会的な格差も大きな問題ではない、というのが私の実感です。

もちろん、お金に余裕がなくても、健康で長生きする人もいます。ですが、そういう人たちは、たいてい、もともと元気に生まれた「健康のスーパーエリート」です。

お金をかけて医療の力を借りて、無理に寿命を延ばそうとしているわけではありませんから、晩年の不健康を受け入れることも、不健康を避けようとする人ほど困難でなく、そうして、与えられた天寿を全《まっと》うして、おだやかに逝かれます。

「終わりよければすべてよし」ではありませんが、そういう最期を見届けると「幸せな人生を送られたのだな」と思います。

15 「死ぬまで」より「死んだ後」を思う

「死ぬまで」のことにこだわると苦しい

高齢者の患者さん宅へ訪問診療をしていると、死が近づいている人たちにも2つのパターンがあるように思います。

「これからどうなるのか」

「寝たきりになったらどうしよう」

「食べられなくて栄養が不足したらどうしよう」

などと、**死ぬまでの話ばかりをする人は、たいていつらい思いをする**ことになります。

死ぬまでのこと＝生きているあいだのことばかり話すというのは、要するに、自分の

「生」に囚《とら》われているということ。生きることに執着《しゅうちゃく》しているため、これからの悪化や死が受け入れられず、かえって、苦しい時間を長引かせることになってしまうのです。

たとえば、高齢になって**自力で食べることも飲むこともできなくなると、1〜2週間のうちに静かに息を引き取ります。**そこで、胃ろうをつくったり、点滴で水分や栄養を補給したりすることで、延命を試みることになります。死ぬまでのことをまず考えるという一例です。

胃ろうについては、寿命の延長は得られるでしょう。ただ、延長できた日々が必ずしも幸せとはかぎらないところがあります。苦しみが長引くだけという側面もあります。

また、**終末期の点滴については**はっきりと研究結果が出ていて、**点滴をしてもしなくても、症状はまったく変わらないし、寿命もほとんど変わらない**ことがわかっています。むしろ、点滴をすると、腹水《ふくすい》や胸水《きょうすい》が増えたり、むくみがひどくなったりして、つらい症状が増えて苦しむことになります。

しかも、そのように苦しい寝たきり期間が実際に長くなったり、あるいは長引かせようといろいろ手を尽くすなかで、安楽死願望が強くなる傾向があります。

「明日の朝、目が覚めないような薬を出してもらえませんか」

「いますぐ逝ける注射を打ってもらえませんか」

訪問診療をしていると、寝たきりの患者さんからこのように頼まれることも少なからずあります。**できるかぎりの医療を受けたいという気持ちと、それが無理なら安楽死をという気持ちは表裏一体なのかもしれません。**

そういうときは「死にたいのではなく、苦しいのをなんとかしたいんですよね」といって、とりあえず痛みなどその場のつらさを和《やわ》らげるような処置をおこないますが、それも行き詰まってくると睡眠薬で眠らせて痛みを感じなくてすむような対応をすることもあります。

このようなことを口にする人たちは、「ピンピンコロリが無理なら、せめて人工的な安楽死を」と考えるのかもしれません。

「死んだ後」のことを考えると安楽が得られる

一方、**上手に亡くなられる方というのは、死ぬまでより死んだ後のことをよく話されます。**それも、「死んだ後、自分はどうなるか」ではなく、自分が死んだ後のご家族の話をされる方が多いようです。「お墓はどうするか」「遺産はどうするか」という話題もよく耳にします。

余生より死後、それも残された家族やものごとに関心を寄せているということは、**おそらく無意識のうちに自分の「生」に見切りをつけていて、死を迎える準備ができている**ということだと思います。

興味深いのは、死後の話題が多いとはいえ、なぜか極楽《ごくらく》の話は聞いたことがありません。スピリチュアルな死後を考えてしまうと、どうしても「天国に行きたい」という思いが強くなり、それはそれで苦しい。上手に死ねるような人は、**いい意味で「自分」へのこだわりがなくなっている**のだと思います。

年をとればだれでも「死」について考えるようになります。

そのとき、「死ぬまでをどう生きるか」と「死んだ後のこと」とは、分けて考えるようにしたほうがいいと思います。そして、**できるだけ、死んでからのことを考えるようにすると、安楽が得られるようになるのではないか、**上手に亡くなられた方たちを見てきて、そのように感じます。

これはある編集者の方から聞いた話です。101歳で亡くなられた随筆家の吉沢久子《よしざわひさこ》さんは、自分の死を伝える手紙を生前に書いておき、自分が死んだ後に、お世話になった方々に発送されるよう手配をしていたそうです。

また、ご家族にあてては、死んだ後の身体は献体に提供し、葬儀もしないようにとの遺書を残されていたそうです。いずれくる死を受け入れて、生きているうちから、すでに死後の世界に行っていたのでしょうか。

おそらく吉沢さんも含め、ジタバタすることなくおだやかに亡くなられた人たちにも、死に対する恐怖を感じる瞬間はあったと思います。

でも、自分とは関係のない死後の他人のことを考えることで、そこからうまく視点を外し、安らかな境地にいたることができたのかもしれません。

16 「リビング・ウィル」より「遺書」を書く

リビング・ウィルや事前指示書なんて役に立たない

「余生」より「死後」、それも自分ではなくほかの人やもののことを考えるほうが、終末期をおだやかに過ごして、うまく死を迎えられるというお話をしました。

そのことから、私は、広く推奨されている「リビング・ウィル」や「事前指示書」、「アドバンス・ケア・プランニング（ＡＣＰ）」などを作成するよりも、「遺書」を書くほうがいいのではないかと思います。

なぜなら、**いくら事前に意思表示をしていても、終末期をコントロールすることは、現実にはとてもむずかしい**からです。**老いや死をコントロールすることは困難**ということです。コントロールできないことを自己決定しておく、というのはそもそも矛盾《むじゅん》をはらむものです。

リビング・ウィルとは「生前の意思」という意味で、元気なうちに、将来、自分がしてほしい医療・してほしくない医療についての意思表示のことです。

事前提示書は、リビング・ウィルの内容を文書として残したもの。また、心臓マッサージなどの心肺蘇生《そせい》や気管挿管《そうかん》、人工呼吸器の装着など、具体的な治療を挙げて、希望を記載するのですが、多くは「回復の見込みがないなら、心肺蘇生を拒否する」「人工呼吸器の装着を拒否する」という希望が書かれるのが現実です。

リビング・ウィルも事前指示書も、統一された内容や事項ではなく、さまざまな書式があります。

ACPは、厚生労働省によって「人生会議」との呼称がつけられているように、本人と家族が、特定の医療者や介護施設の職員と一緒に、判断能力が低下する前に、あらかじめ、終末期を含めた今後の医療やケアについて話し合ったうえで作成される書類です。

事前指示書の延長にある文書ですが、作成のプロセスを重視していることが大きな特徴です。意思決定ができなくなった場合に備えて、だれが本人に代わって意思決定をするかも記《しる》しておきます。

なお、リビング・ウィルや事前提示書と同列で語られることの多いACPですが、「アドバンス・ケア・プランニング」の名からも想像がつくように、本来は、医療だけではなく、ケアについての計画書で「だんだん弱ってきたときに、どのようなケアを希望するか」ということを決めていくプロセスを記載したものです。プロセスに重きを置いたというのは大きな進歩だと思います。

しかし、実際には、ケアのことよりも、事前指示書同様、延命治療をするかどうかの判断を問うことに重きがおかれている現状があります。これは、医療者側も患者側も、**どんなケアを受けたいかということよりも、どういう医療を受けたくないか、あるいはどういう医療を提供しないかに大きな関心がある**ことを反映しています。

ちなみに、ケアと医療との違いは、医学的に治癒《ちゆ》を目指すのが医療、治癒せず、病気を抱えたままでの日々の生活を支え支援するのがケアというわけですが、高齢者ではその境目があいまいな面もあります。

老化や死については治癒を目指すことはできず、すべてがケアといったほうがいいかもしれません。それでもなお医療を含めて議論しなければいけないという状況こそが、ACPの最大の問題点かもしれません。

高齢になったのだから、もう全部ケアでいいよねと思えることが、多くの問題を解決してくれるような気がします。

このように、いずれの意思表明書も、多少の違いはあるものの、終末期に「どんな医療・ケアを受けるか、受けたくないか」など、死ぬまでの話です。**死ぬまでをどう生きるかは、思いのままにはならないもの。**それゆえに、うまく機能しないことが多いのです。

本人の意思が守られるかどうかは状況次第

よくあるのが、〝カリフォルニアの家族〟と呼ばれている、いわゆる遠くの親戚からの横やりです。それまでは介護はおろか、めったに会いにもこなかったような親戚が、いよいよというときに現れて、本人や家族は延命治療を望んでいないにもかかわらず、

「治療をしないなんてひどい」

「このまま死ぬなんてかわいそう」

と勝手なことをいって、治療を強要するというケースが少なからずあります。

また、高齢者が自宅や高齢者施設で心肺停止状態になったときに、家族や職員が動転して、あわてて救急車を呼んでしまうこともよくあります。

近年では、そうしていざ救急隊員が駆けつけてみると、家族が「心臓が止まっているなら蘇生はしないでほしい」と本人の事前指示書を示して、蘇生を断るケースが増えているそうです。

しかし、**消防庁では救命をおこなうことを規定しており、**蘇生を中止することは想定していません。そのため、**現場に立たされた救急救命士が対応に苦慮することも多く、蘇生拒否への対応をどうするか、国の統一的な基準や見解を求める声が高まっています。**

さらには、本人が蘇生を希望しない意思を表明した書類があっても、家族が「持ち直すんじゃないか」と考え、助けたい一心で全力で蘇生することを望むケースもあります。

じつは、私自身の母親も、91歳のときに急性心筋梗塞の大きな発作を起こして救急車で病院に運ばれ、治療で助かったことがあります。母自身は「延命治療なんかやってもらったら困る」というようなことをいっていましたが、とくに文書で残すことはしていませんでした。

心筋梗塞は心臓の冠《かん》動脈が詰まって血流が止まってしまうもので、治療法としては、カテーテル治療、バイパス手術、薬物治療があります。バイパス手術は大がかりな手術となるため、このようなケースではおこなわれません。カテーテル治療とは、太ももの付け根や手首などから細い管（カテーテル）を動脈の中に入れ、心臓の冠動脈まで進め、詰まった部位でカテーテルに装着した風船やステント（金属でできた網状の筒）を広げて、血管を拡張する、というもの。薬物治療では、強心剤、利尿剤など、さまざまな薬が使われます。

母が発作を起こしたとき、もし私に相談があれば、

「90歳を過ぎての心筋梗塞は寿命だから、ステントを入れるような治療はしないで、利尿剤を使うなど薬の治療だけにしてください」

と伝えたのではないかと思うのですが、私が家族からの電話に気づいたときにはすでにステントが挿入された後でした。

母自身も、延命治療はしてほしくないといいつつ、心筋梗塞の痛みが襲ってきたときには、治療を望んでいたのかもしれません。文書化されていないことで、治療を受けることができ、それが案外よかった気もします。

母はその後、退院するまでに回復し、いまも自立して生活をしていますが、**どういう選択肢を取るにしても、回復の可能性も残されていましたし、そのまま寝たきりになった可能性も、そこで死んでしまった可能性もありました。**「回復の見込みがないなら延命治療をしてほしくない」という言い方をよく耳にしますが、「回復の見込み」をその場でどう判断するかはむずかしいものです。

このように、臨終のときのことを事前にいくら決めておいても、いざとなるとどうなるかは、本当にわかりません。文書の記載どおりにするというのがいいとはかぎりません。だからこそACPはプロセスを重視することになっているのですが、**最終的にはどんな文書が残っていようとも、その場で相談しないかぎりは、解決しないことが多い**のです。

延命治療に関しては、「気管内挿管はしない」「人工呼吸器はつけない」など個別の手技について決めておくと、ある程度は混乱を避けられる面もあるかもしれません。

とはいえ、病態や症状はさまざまで、

「手術をするかどうか」

「ステントを入れるかどうか」

「点滴はするか」

「利尿剤は使うか」

「抗生物質は使うか」

「酸素は使うか」

「胃ろうをつくるか」

などあまりにも選択肢が多く、元気なときにそこまで考えて決定するというのは、実際にはむずかしいと思いますし、現実に決断のときとなるとさらに大きな困難があります。


ちなみに、「胃ろう」に関していえば、ひと昔前は、「胃ろうをつくらないと施設に入ることはできない」という社会的要因がありました。つまり、「施設に入るなら、胃ろうをやる」と有無《うむ》をいわさず決まっていたわけです。

いまは胃ろうをつくらなくても施設に入居できますが、本人が「胃ろうはやりたくない」と思っていても、意識がなくなった後に〝カリフォルニアの家族〟が「栄養を与えれば持ち直すかもしれないんだから」といって、結局はやることになったりします。

もちろん、実際に持ち直して、ふたたび口から食べられるようになることもあります。

要するに、やりたい家族・社会があるから「胃ろうをやる」という構図で、昔もいまも自己決定できていない状態であることは同じです。しかし自己決定できればそれでいいのかというと、その**自己決定もつねに揺れつづけ、むしろ自己決定自体が、周囲の状況との関係で決まってくる**ものです。

このように、本人の意思が守られるかどうかは状況次第、さらには事前指示書やACPがその時点での本人の意思かどうかもあいまいというのが現実です。**あらかじめ示された意思に添いつつも、これでいいのかと問いつづける視点と判断が大切**なのです。

それに、**土壇場《どたんば》になって本人自身が自己決定をくつがえす**ということも起こります。

たとえば、「延命治療はしない」と日頃からいっていた人が、終末期になって「抗生物質は投与しますか、やめますか」と問われると、「抗生物質ぐらいはやってください」となったりすることはよくあります。「抗生物質」は本来、治癒のための治療薬ですが、終末期においては治癒は見込めないため、延命治療に相当するという側面があります。

このように、そもそも延命治療と治癒のための治療の境目はあいまいです。

人の気持ちというのは、移ろいやすいもの。まして、死を前にすれば、揺れて当然です。ですから、「元気なときに意思表明するものをつくっておけば問題が解決する」という考え方は、とても危険だと思います。

「事前指示書が絶対」になってしまうと、万一、死の直前に本人が心変わりをして「やっぱり延命してほしい」と望んでも、「事前指示書に延命治療は拒否しますと書いてあるから、何もしません」となりかねません。

もしもそのとき、本人の意識はあるものの話すことのできない状態になっていたとしたら、その恐怖は計り知れません。家族も、こんなに苦しそうなので、延命治療でもなんでもしてほしい、そういう気持ちになっているかもしれないのです。

いまのところ、プロセスを重視した文書化というのが落としどころですが、文書化されることで、医療者側が文書どおりでいいのだと、その場の迷いも異論も無視して進んでいくとしたら、大きな問題です。

事前指示書が書いてあれば、ＡＣＰがあればそれで解決、という安易な考えはもっとも危険なものではないでしょうか。そこにはコントロールしがたい死をコントロールしようという根本的な無理があるからです。

ACPより遺書を自由に書く

「遺書」は遺言書とは違います。遺言書は財産分与など相続のことを書くもので法的拘束《こうそく》力がありますが、遺書は自分の思いを自由に記すものです。

死んでからのことをよく話す人が、おだやかに死んでいく気がするという私の印象は、単に死を受容し、すでに準備のできた人が、死後について語っているだけで、死後を語ることが、死ぬまでの期間をおだやかにするということではないかもしれません。

しかし、**死ぬまでのことから少し離れて、まず死んでからのことを考える。死んでからのことを考えると、死ぬまでのことが少し違った視点で考えられるようになるかもしれません。**

あるいは、死後のことばかり考えているうちに死んでしまうというのもいいのではないでしょうか。

死後について考えるのは、死ぬまでを考えるのに比べて、はるかに自由な面があります。なにしろ自分自身についてはどうなるかさっぱりわからないわけですし、残された者がどうなるかについても、死んでしまえば自分は知りようがない可能性も高い。

それを想像しながら、**自由に遺書を書くというのは、少なくとも死ぬまでをどうするかに比べればはるかに楽しく考えられる余地があると思います。**そもそもコントロールする必要がありません。自由に考えればいいだけです。

また、遺書ではありませんが、「終活」という言葉にも似たような面があります。こちらは、身辺整理をおこなったり、お墓や葬儀をどうするか、といった、どちらかというと「モノ」にまつわる活動のイメージでいわれているようです。それもまた、生きているうちのことで、そこをスタートに、死んだ後のことへつなげていけるといいのではないでしょうか。

思いを伝える遺書を書くことから見えてくることはいろいろあると思います。私自身も、近いうちに遺書を書くつもりです。

17 「延命治療をどうするか」なんて決めなくていい

通常の治療と延命治療の境目はつきにくい

終末期の治療をどうするかを決めるのが容易ではない理由に、前の項目でも少しふれた、**高齢者の場合、通常の治療と延命治療との境目がつきにくい**、ということもあります。

たとえば、だんだん心臓の弱ってきていた高齢者が心不全を起こして急に悪くなったようなとき、医師から「心不全を起こしているので、強心剤を使いますか」と聞かれると、本人も家族も「心不全の治療」だと受け止め、たいてい「お願いします」となります。あるいは「人工呼吸器をつけますか」と聞かれれば、それは延命治療なので、本人の希望に沿って「しないことでお願いします」ということになるでしょうか。

じつは、こういうケースの強心剤は、効果の見込みがほとんどない場合もあり、延命治療にあたることも多く、逆に後者は一時的な人工呼吸によってその後の回復の見込みがある場合も含んでいます。**医師にも、病気の治療かそれとも延命治療か、判断がつきにくいのです。**

「医者ならそんなことわかるでしょう」と思うかもしれませんが、「医者に聞けばわかる」というのはまったくの思い込みです。

医療は病気やケガを治し生命を維持《いじ》することを目的に発展してきたため、**基本的に医師は患者さんが亡くなるまで治療をしようとします。**

最近は「どこまでも頑張って治療をすべき」と考える医師は少なくなってきましたが、それでも、「これは心不全の発作ですか、それとも老衰《ろうすい》ですか。それによって治療を受けるかどうか決めるので、はっきりしてください」と問われれば、多くの場合「それでは心不全の治療をしましょう」となります。

もしも医師が「患者が40代なら助けなくてはいけないが、80代なら助けなくていい」などという発想で実際に行動するようになったら、それこそ恐ろしい事態です。

もちろんそういう考えが頭をかすめることもありますが、**「この年齢なら延命治療にな**

るかもしれない」と思っても、「年齢によって」治療をする・しないの選択はできません。

前の項目で、臨終のときにどうするかは「その場で相談しないかぎり、解決しないことが多い」といいました。しかし、医師にも簡単に決められることではありません。相談する時間がないということもしばしばです。

ですから、事前指示書やＡＣＰが文書化され、それに基づいて現場がスムーズに進むとよいというのは、あくまで医療者側の論理です。本人の意思も家族の希望も揺れ動くなかで、医者もどうすればよいかわかっているわけではありません。

揺れ動くなかでしか決められない、その現実ときちんと向き合うことこそが重要で、「どんな決断も許容される」「正解はこれだと押しつけられるようなことはない」と認識することがまず確認されなければいけない。そして、その基盤さえあれば、どういう決断をするかはさして問題ではないと考えています。

生き死にの相談には答えが出なくてもいい

「憲法で保障された自己決定権を尊重するために」

事前指示書、ＡＣＰの作成にあたっては、こうしたことが謳《うた》われますが、そうはいかないことは、これまでお話をしてきたとおりです。ですから、そうした書類があったとしても、後でいくらでも撤回できる猶予《ゆうよ》のあることが重要です。

そのためにも、書類を作成する際には、周囲の人としっかりと相談をすることがとても大事です。もっといえば、どう決定するかは問題ではなく、相談自体が重要だと思います。**事前指示書やＡＣＰは、自分ひとりで考えて作成していいものですが、家族としっかりと相談したほうが絶対にいい**と思います。さらに**医療者にも相談に乗ってもらう**ことで具体的な内容が検討できます。

相談自体が重要といっても、本人と家族、医療者、施設の担当者が相談して作成することになっているＡＣＰですら、実際の現場では決めることに比重がかかり、相談もそこそこに「次はどう、次はどう、次はどう」と決定することを強要しがちになり、決められない状況を維持し、決めずに相談をつづけるということがむずかしくなる面もあります。

また、いまの世の中は「管につながれて生きるなんて、そこまでしたくない」という考え方が主流になっています。そのため、「自己決定」といいつつも、そうした流れにおされて「延命治療はしない」という選択をしている人も、じつは少なくありません。

他人に対しては「それでも長生きしたほうがいいよ」というけれど、**自分のことになると「そんな姿になるぐらいなら死んだほうがいいんじゃないか」となりやすい。でも、それは自己決定でもなんでもありません。**

私は患者さんから意見を求められると、「のどに管を入れても入れなくても、どっちにしてもいいと思っているんですよ」とお答えします。すると、はじめは延命治療をためらっていた人が、「気管切開をしてもらうようにします」と心変わりすることもあります。

生き死にに関わることについての相談なのですから、決定を急ぐことなく、相談を受ける側も、「どっちにしてもいい」「いま、決められないのなら、決めなくていい」という余裕がなくてはいけないと思います。

「今日、決めてくれないと困ります」などというのは、相談ではありません。それは、脅《おど》しです。

「今日もいろいろ話したけど、決められなかったから、書類はまだ完成させなくてもいいですよ」というようなことを延々とつづけることが、本当の相談だと思います。

そうして何度も相談をくり返し、自分自身も十分に考えたうえで、「こうだ」と決めたのなら、たとえ意思表示ができない状態になって心変わりをしたとしても、本人の後悔《こうかい》は少ないかもしれません。

いちばん無理がなく自然なのは、決められずにいるうちに容態が悪化して、本人の意思を確かめられなくなり、まわりが「間に合わなかったから、あとは適当にやっておきますね」と、その場の流れでやれることをやることではないでしょうか。本人がさんざん考えて決められないのであれば、家族がその先の最終決定をしても、「自分の意思とは違った」という後悔はないはずですから。

自分の命に関わることですから、決めた書類にしがみつくこともないし、そもそも決める必要もない。

人生の最期まで、やめる・変える・撤回するという選択肢はあるのです。

18 終末期の敵は「自分らしさ」へのこだわり

「自己決定」の本質は「自分勝手決定」

「最期《さいご》まで自分らしく」

これは、在宅医療のスローガンのひとつです。２０１３年に日本在宅医学会で発表された「終末期の医療と介護に関する松山宣言」にも、このフレーズがくり返し登場します。たとえば、こんな具合に。

「死が避けられなくても、住み慣れた場所で、その人にとって適切な医療や介護を受けながら自分らしく生活を営《いとな》み、死を自然に迎えるという選択肢があるということを広く知ってもらい、普及していく必要があります」

「生命の有限性を医療・介護従事者も本人・家族も認識をした上で、亡くなるまでどう自分らしく生きるかについて考えることが重要です」

この松山宣言は、第一線で働く現場の在宅医らによって発信されたものですが、私からすると、机上《きじょう》の空論にしか思えません。

なぜなら、この**「自分らしさ」こそが、終末期の最大の敵**だからです。

多くの人にとっての「自分らしさ」というのは、元気なころの自分です。そして、元気なころの自分らしさというのは、すべての選択肢が示されていて、そのなかから自由に選びとることができるものだったりします。

しかし、終末期になってほとんど寝たきりになり、自分で自分の面倒もみられないような状態で、自分らしさなどどうやって獲得《かくとく》できるでしょうか。

それまで大切にしてきた「自分らしさ」を手放していくのが、終末期です。あるいは、老いておとろえていく自分、それをコントロールできない自分を受け入れていくのが終末期の現実です。

そもそも「生」や「死」に対して、「自分らしく」とか「自己決定」とか、そういうあたかもコントロールできるかのような言葉を使うことが間違っていると思います。

だれもが当たり前のように使う**「自分らしく生きたい」という言葉は、要するに「自分勝手に生きたい」ということと紙一重《かみひとえ》**です。同じように「自己決定」も「自分勝手決定」かもしれません。

でも、「それは自分勝手ですよ」といわれると、だれしもそんなふうにはしたくないと思うもの。そこで、体《てい》のよい「自分らしく」とか「自己決定」という言葉が使われるのでしょう。

事前指示書やACPなどがあるために、むしろ、救急救命士や医師が苦慮することがあります。家族も同様です。

どこまでも治療を望み、救急現場の医療従事者を疲弊《ひへい》させる「自分らしさ」。逆に病院へ行くことをかたくなに拒否し、介護サービスも受け入れず、家族にどこまでも負担を強《し》いる「自分らしさ」――まさに「自分勝手決定」の証拠といってもいいような出来事ではないでしょうか。

文書化して、決定するということは、まさにそういう極端な判断を生み出す危険もあるのです。

人生の最終段階でどんな治療やケアを受けたいかを決め、それを記録に残して人に託《たく》すということは、「いざというとき自分はできないから、あなたが代わりにこれをして」と命令するのも同然です。

しかし、どんなに命令されようと、**人の命がかかっている以上、命令に従うとしても、それに背《そむ》くとしても、他人は迷い、苦悩します。**

高齢者の「自分らしさ」、そのための「自己決定」は、家族に負担をかけることもある。少なくとも、自分の最期を決めてそれを宣言したとしても、まわりの人たちを苦悩させ、「あのとき、ああすればよかったかも」とのちのちまで後悔させ、結果的に、不幸にさせることがある。

事前指示書やACPなどを書くことが推奨されていますが、そういうリスクがなくなるわけではないことを十分に考えたうえで、作成すべきです。

でも、その前に、**まずは遺書を書くことをぜひおすすめします。**

事前指示書やACPがおもに自分のためのものであるのに対し、遺書は残されるもののためのものという面があります。ＡＣＰも「自分らしさ」のためというより、残されるもののために書くことができれば、遺書を書くことにもつながっていきます。

遺書を書くという行為によって、それまでの自分のことを振り返って見ることができます。そうすると、若くて元気なころから、一足飛びにいまの自分になったわけではなく、徐々に老化という変化をしながら、いまの自分になっていったことがわかります。

いまの自分は、かつての自分ではない。

そのことがわかれば、もはや失ってしまった自分らしさにしがみつこうとしたりせず、**「変わりゆく自分らしさ」を受け入れられるようになるのではないでしょうか。**

私は、事前指示書、ＡＣＰには、ぜひとも遺書を含めるべきだと思っています。

「こう死にたい」「こう死んでほしい」と親子でいい合う

リビング・ウィルや事前指示書などを書くときは、「相談」が重要といいました。この相談は、本人にとってだけでなく、相談を受ける側の家族にとっても大事です。

生前の意思表示をする書類というのは、「これから死ぬまで、自分はどう生きたいか」

を書くものであり、**相談なしに書かれたものは、見方を変えれば「私はこうしたい。だからよろしくね」と一方的に、わがままを押しつけるようなもの**です。

たとえば、年老いた親から「こうして、ああして」といわれると、子どもは「めんどうだな」と思っても、たいてい親のいうことを聞き入れて望みを叶《かな》えようとします。**親も「悪いわね」といいながら、他人には頼みづらいようなことでも、子どもには平気で頼んだりします。**介護サービスを拒否して、家族だけの介護を希望する人は珍しくありません。

まして、身体が不自由になって思いどおりに動けなくなり、できないことが増える一方になると、親は自分のできないことを代わりにやってほしかったり、寝たきりの状態を他人に見られるのはいやだったりで、ますます子どもを頼りにするようになります。

子どもも、自分が小さいころはあんなに元気だった親がすっかり弱って、ひとりでは満足に生活することもできなくなった姿を見ると、「かわいそう」「なんとかしてあげたい」との思いがつのり、できるだけ親の要求に応《こた》えてあげようと努力します。応えられないと罪悪感を抱いたりします。

そうして**高齢の親を支える子どもの負担は、親が年をとるほどに重くなっていきます。**

しかも、人というのは、そうして相手がなんでもいうことを聞いてくれると、たいてい「もっと、もっと」と要求がエスカレートするもの。ですから、「親が子どもにしてほしいこと」のなかには、わがままも多分に含まれています。

そうやって親に振り回されつづけるうちにだんだん疲れてきて、「親を助けたい」と思いながらも、心のどこかで、

「もういい加減にしてほしい」

「こんなことがつづくのなら、いっそ死んでくれないかな」

という思いが浮かぶようになったとしても、それは仕方のないことだと思います。

そういう気持ちを抱くことに罪悪感を持つ人も少なくありませんが、それは本音であり、「もう限界！」という心の叫びです。

その心の叫びを封印して親を支えつづけようとして、「介護うつ」になってしまう人はたくさんいます。

そのように親子共倒れになってしまわないよう、**限界がくる前に、「これ以上めんどうを見るのは厳しい」と親にはっきりと伝えたほうがいい**と思います。

「そんなことをいったら、親が傷ついてしまう」と思うかもしれませんが、我慢《がまん》に我慢を重ねたあげく介護うつにでもなってしまったら、親だって困るのです。

親が事前指示書やＡＣＰを書くようなときには、親の「こうしたい」という思いを一方的に聞くのではなく、「それは厳しいな」とか「こうしてくれると助かる」とか、子どもの立場からの意見も伝えて、しっかりと話し合うべきです。

それは「わがままな要求」ではなく、「希望」であり「願い」です。

さらにいえば、そうした書類を作成する機会がなくても、折に触れて、

「そんなに頑張って長生きしなくていいんじゃない」

「介護が大変になってきたら、いっそ施設に入ったほうがお互いに楽かも」

などと、それとなく気持ちを伝えておいたほうがいいと思います。

あらかじめ気持ちを伝えておくほうが、いよいよ限界になって「もう無理、いっそ死んで」などというより、親も自分自身も受ける傷は浅いのではないでしょうか。

「あんまり長生きしないでね」といえる関係

じつは、**私は、90代の母親に対して「いい加減死んでくれないかな」と思うことがよくあります。**こんなことをいうと、びっくりされるかもしれません。もちろんその反面、「元気で生きてほしい」という気持ちもあります。相反する2つの気持ちがあるのです。

先に書いたように、母が91歳で急性心筋梗塞の発作を起こして救急車で運ばれ、病院で血管にステントを挿入する治療を受けて重症の心不全から回復したことを聞いたときは、

「その場にいたらステント治療をやめてもらったのに」

と後悔しました。

ただ、その一方、治療を終えて集中治療室にいる母を訪ね、言葉を交わしたときに、ほっとしたのも事実です。いまから振り返れば、べつにどちらでもよかったことのように思います。

ただ、母にその気持ちを伝えていません。もともと親子の関係があまりうまくいっていないので、そういうことを伝えづらいのです。この本を送ることで伝えることができるかもしれません。

私自身のことから考えると、親が元気なうちに「あんまり長生きしないでね」などと伝えられるのは、それだけ親子関係が良好だという証拠だと思います。

ただ、親子関係がいいというのは、元気で長生きしてほしいと思う関係でもあります。本当に親がいざとなったときには、「大事なお母さんが死んでしまう、やっぱり長生きしてほしい」とあわてて救急車を呼んだり、「なんとかしてください」と延命治療を望むことになるかもしれません。

でも、それでいいのだと思います。**自分のことであれ、親のことであれ、どれだけ考えを尽くしても、最期はどうなるのかなど事前にわかりようがありません。**

だからこそ、「いま」をどう生きるかが大事です。親だけでなく、子どももそれは同じです。

親子ですから、お互い相手のために多少の犠牲《ぎせい》を払い合うことはあるでしょう。ですが、**自分自身がつぶれてしまうほど尽くさなければならないというのは、いくら親子でもおかしい。**

親との関係が悪く、気持ちが伝えにくい人ほど、

「親が寝たきりになっても介護するつもりはない」

「医者に延命治療をどうするか聞かれたら、しないでいいというつもり」


と思ってかまわないし、そう親に話しておくのも悪くないと思います。

親との関係がよければ、そうしたことをざっくばらんに話せばいいのです。

親の晩年は、子どもにとっても重要です。だからこそ、他人《ひと》ごとにしないで、お互いの問題として考え、お互いの気持ちを話すことがとても大切だと思います。

19 「在宅死」はもっと容易になる

在宅医療は儲かる仕組み

「最期はどこで死を迎えたいですか？」

このように聞かれると、**約6割の人は「住み慣れたわが家で」と答えるそうです。しかし、実際には、約8割の人が病院で亡くなられています。**

私がこれまで診《み》てきた高齢の患者さんたちも、大部分は病院で亡くなられています。なかには、「最期まで家にいたいけど、家族に迷惑をかけるのは申し訳ないから」といってみずから希望して入院したり、自宅で看取るつもりだった家族が、いざ呼吸が止まりそうになったのを見て「病院で治療を受ければ持ち直すかもしれない」と思ってあわてて救急車を呼んで病院に搬送したりというケースも含まれています。

このように、本人は在宅死を希望し、家族もそうさせてあげたいと思っていても、お互いにいろいろな感情が交錯《こうさく》して、結果的に、在宅死がむずかしくなっているというのが実情です。

こうした流れをなんとか変えたいと、多くの人が願っていると思います。じつは、国も同じことを考えており、病院死より在宅死を増やそうとしています。その背景には、**病院より在宅で看取《みと》るほうが、はるかに医療費が安くつく**ことがあります。

医療は受ける場所によって、病院や診療所の外来に通って受ける「外来医療（診療）」、入院して受ける「入院医療」、患者さんの自宅や入居施設などで受ける「在宅医療」の3つに分かれます。

このうち在宅医療は、医療関係者が、患者さん本人や家族と相談のうえ、計画に基づいて定期的に訪問し、治療や経過観察をする医療行為です。病院のように設備がととのっていないなかでも、点滴や酸素の投与、人工呼吸器の管理、血液検査や超音波検査などをおこなうことができます。

また、急変時にも医師や看護師が電話や訪問で、24時間365日体制で対応しており、入院せず、自宅での生活をつづけられるよう支援しますし、症状を緩和《かんわ》する治療の大部分は病院と同じようにおこなうことができます。

その一方で、病院のようにナースコールを押すとすぐに看護師が駆けつけて対応するというわけにはいきませんし、ＣＴやＭＲＩなどの画像検査はおこなうことができないので、脳梗塞や心不全など急性期の診断治療は十分できません。

したがって、**最期まで高度な医療を提供したうえで看取ることになる入院医療**より、**できることの限られる在宅医療**で看取ったほうが、はるかに医療費を抑えることができます。

これから団塊《だんかい》の世代の人たちが75歳以上の後期高齢者になり、さらなる多死社会を迎えるにあたって、いかに医療費を抑えるかは大きな課題です。

そこで、国は在宅医療の報酬《ほうしゅう》を上げ、外来や入院よりも利益が出るよう保険システムを変え、在宅医療で看取りまでをすると、看取る前の臨時往診などの報酬を含めて一人当たり1カ月で10万〜18万円が医療機関に入るようにしました。これは外来患者10人分以上になります。

しかし、**病院で看取りまでをすると1ヵ月の平均医療費は100万円を超えることもあるため、それだけの報酬を在宅医にまわしても、全体の医療費は抑制される**ことになるのです。

患者の自己負担額もじつは少なくなる

病院での治療に比べて、患者側の自己負担額も少なくなります。

一般的な所得（月額28万円未満）の人では、外来や在宅での自己負担額が1万8000円に対し、入院では5万7600円と高額で、ここでも在宅を選ぶほうが有利になっています。

このように、在宅医療が儲かるような仕組みをつくることで在宅医を増やし、結果的に、在宅での看取りを増やして医療費の削減をはかることが国の狙《ねら》いです。

実際、**開業医でいちばん給料がいいのは在宅医**です。私のクリニックも、外来診療における人件費などのコストを、在宅医療からの報酬でまかなっている格好です。

そのように在宅医療が外来診療に比べ多くの収入を得られる仕組みになっていることを、在宅医は自らもっと語るべきです。そういう事情がわかれば、患者さんも「お医者さんにわざわざうちまで来ていただいてすみません」というような、在宅医療を受けることに対する後ろめたさを感じなくてもすむようになるのではないでしょうか。

今後、高齢者の死が増えるにあたって、在宅で死にたい個人・在宅死を増やしたい国・在宅死で一定の収入が得られる医師という構図ができることは、いわば必然といえるでしょう。

家族が介護をしなくてもいい体制・社会に

今後、**在宅死をもっと容易にするうえで問題となるのは、医療よりも「在宅介護」です。**ホームヘルパーが自宅を訪れ、要介護認定レベルに応じて、食事、入浴、排泄《はいせつ》、着替え、服薬などの介助《かいじょ》や、調理、掃除、洗濯《せんたく》、買い物などの生活援助サービスをおこなうものです。通所によって同様の介助を受けるデイサービスなども含まれます。

患者のケアがうまくいくためには、在宅医療と在宅介護の両立態勢が欠かせません。

在宅医療サービス同様、在宅（居宅）介護サービスの充実も遅れており、介護の人材不足は在宅医療より深刻です。**団塊の世代が後期高齢者になる2025年には介護人材が34万人不足する**といわれています。

じつは、２００６年以降は、病院死の割合が少しずつ減りつづけ、代わりに、特別養護老人ホームなどにおける施設死がじわじわと増えています。

しかし、まだまだ介護を人任せにすることに後ろめたさを感じ、家族が自分たちだけで背負おうとして疲れ果てて心身を病んでしまう「介護疲れ」の問題もあとを絶ちません。

また、高齢の子どもがより高齢の親を、あるいは高齢の妻や夫が配偶者を介護する「老老介護」、子どもが親の介護のために退職する「介護離職」なども大きな社会問題となっています。

テレビのドキュメンタリー番組などで、「施設や病院から家に帰りたがっている高齢者を、家族でケア体制をつくって自宅に迎え入れ、みんなで支えて最期まで看取った」という成功例を見ることがあります。しかし、うまくいくのはごく一部です。

そういうレアケースを真《ま》に受けた〝カリフォルニアの家族〟のような存在が、「本人が家で死にたいっていってるんだから、最期まで面倒みてあげなさいよ」などと実際に介護する家族にプレッシャーをかけたり、無理強いをしたりすることが、在宅での看取りをますますむずかしくしています。

国も介護保険制度を見直すなど、いろいろ策を練《ね》っているようですが、なかなか功を奏《そう》していません。
しかし、今後、在宅死を増やしたいのなら、在宅介護（居宅介護）サービスの充実は必然です。在宅介護はサービスを受ける側がもっと期待していいし、提供側もできるだけの支援ができる体制をととのえる必要があります。

かつては当たり前だった在宅死が、いまは個人にとっても国にとっても、「理想的な死」のようになっています。ですが、それは理想というより、普通のことといったほうがいいでしょう。だれだって自分の家で死ぬ権利はあります。

在宅死がふたたび当たり前になるには、在宅で生活をつづけるなかで、**介護を受ける側の医療に対する期待が小さくなり、**介護に対する期待が増し、それに対応して介護サービスがさらに充実し、**「家族は一切介護をしなくてもいい」というぐらいに介護体制をきちっととととのえること**です。

また、**家族が介護しないことを非難しない世の中になることも必要**です。そういう形の先に在宅死はあります。

20 「孤独死」はそれほど悪くない

お金もつながりもなければかえって気楽

高齢者が増えるにつれ、「独居《どっきょ》老人」や「孤独死（孤立死）」も増えています。

総務省統計局の国勢調査によると、65歳以上の「単独世帯」は２０１５年で約６００万人、２０１０年と比べると、23・７％増えています。**２０３５年には高齢者のうち男性の16・３％、女性の23・４％がひとり暮らしをすることになると推計**されています。

また、ひとり暮らしの延長で自宅で亡くなる孤立死は、地域とのつながりの薄い都会に多く、東京23区内における65歳以上のひとり暮らしの孤立死者数は、２００３年は１４５１人だったのが、２０１５年には３１２７人と、10年あまりで倍増しています。

一般的に、独居には、

「ひとりぼっちでかわいそう」

「頼る人もいなくて気の毒」

孤独死には、

「だれにも看取られずひとり寂しく死んでいった」

「亡くなってから3ヵ月も放置されていたなんてひどい」

などと、とかくあまりよくないイメージを持たれがちです。

しかし、**高齢者に関していえば、独居で孤独死というのは決して悪いことばかりではありません。**

内閣府の「平成28年 高齢者の経済・生活環境に関する調査結果」では、「家計にゆとりがあり、まったく心配なく暮らしている」人と「家計にあまりゆとりはないが、それほど心配していない」人とを合わせて、**単独世帯の男性の50・6%、女性の58・7%が、日々の生活を心配なく暮らしている**と答えています。

単独世帯では男女ともに貯蓄のない人の割合が高いものの、贅沢《ぜいたく》をしなければ生活を維持していけると気楽にかまえている人が半分程度いることがわかります。

また、これまでお話ししてきたように、たとえ事前指示書やACPなどを書いておいても、思いどおりの最期にならないのは、人とのつながりがあるからです。

本人がどれだけ「最期は放っておいて」と望んでいても、まわりはなかなか放っておいてはくれません。

たとえば、「あと2～3日ですね」と家族にあらかじめ余命宣告をしていても、いざ臨《りん》終《じゅう》になるとパニックを起こして救急車を呼んでしまったり、それまで疎遠だった〝カリフォルニアの家族〟が急にシャシャリ出てきて「このまま助けようとしないなんてひどい」といって延命治療を強要したりと、どれだけ事前に意思表示をしていたところで、いざとなるとままなりません。

その点、**自分ひとりなら、そういう横やりはいっさい入りません。**自分の思い描いていたとおりの死ではないとしても、「延命はしない」などの意思はほぼ優先されます。

それに、家族と同居していると「迷惑をかけないようにしなくては」というプレッシャーがありますが、**自分ひとりなら迷惑をかける相手もいません。その点も、気楽です。**

私が訪問診療をしている高齢の患者さんのなかにも、独居の人は少なくありません。

「ひとりで暮らすのは大変だろうな」と思って介護サービスをすすめても、「医療も介護もよけいなサービスはいらないよ」といって、必要以上に手助けを求めたりしません。
そうして、お金もつながりもないことで、ジタバタすることもなく、じつは、いちばん上手に亡くなられていたりします。

だれもが独居で認知症になる時代

ひとり暮らしの患者さんのなかには、認知症の人もいます。ヘルパーさんに訪問介護に来てもらえば、食事も入浴も着替えもできるので、**認知症になっても自宅で暮らしつづけることは可能**です。

むしろ、家族と一緒に暮らしている認知症の患者さんより、独居の認知症患者さんのほうが、暴言を吐《は》くとか物盗《ものと》られ妄想《もうそう》など「周辺症状（ＢＰＳＤ）」が軽い傾向があります。

周辺症状は、中核《ちゅうかく》症状（脳細胞の変質などによる記憶障害などの症状）や本人の気質、家族とのかかわり、生活環境などがからみあって生じます。

ひとり暮らしの場合、暴言を吐く相手も、物を盗られたと疑う相手もいないため、ストレスが少なく、周辺症状がおだやかなのではないかと考えられています。

独居で在宅医療を受けている人が、やがて寝たきりになったり食べられなくなったりしても、在宅ケアの内容は認知症があろうとなかろうと変わりません。

ただ、自分で連絡できなくなると、たとえば、心筋梗塞や脳卒中の発作を起こしてもそのままになり、翌朝になって毎日通っているヘルパーさんが亡くなっているのを見つけることになったりします。

しかし、たとえ家族と同居していても、全員が寝ている夜中に発作を起こせば、だれにも気づかれずそのまま息を引き取り、翌朝家族に発見されることになりますから、結果は同じです。

「孤独死させないためには、地域のつながりが大事」

「ひとりで安全に暮らすために、介護予防に励んで健康寿命を延ばすことが大事」

などと語られますが、地域とのつながりを避け、寿命の延長も望まずという人にとって、孤独死するかどうかはまったく問題ではありません。

大事なのは、必要に応じた最小限のサービスの提供と、孤独死をしたらすみやかに見つけて、弔《とむら》ってあげることだと思います。

近い将来、約８００万人といわれる団塊の世代の人たちが後期高齢者になれば、独居老人の数も孤独死する人の数もますます増えることは想像に難《かた》くありません。厚生労働省の推計でも、**認知症の人は2025年には約700万人になり、高齢者の5人に1人にのぼります**。また、同年の高齢者のひとり暮らしは約37％に達すると見込まれています。

要するに、**だれもが独居で認知症になりうる**わけです。

高齢になって孤独死することは、みなさんが思うほど、怖いことではありません。むしろ、理想の死にもっとも近いといえるかもしれません。

年をとれば、だれでもおとろえて、やがて死にます。

少子高齢化が進めば、独居老人も増えます。

そういう自然な流れに逆らわず、「不健康」も「ボケ」も「寝たきり」も「孤独死」もすべて受け入れたうえで長生きをするのなら、どのような最期になってもおだやかに受け入れて、それなりに幸せに逝けるのではないでしょうか。

政府は、団塊の世代が75歳以上になって生じる、さまざまな「2025年問題」の対策の一環として、認知症になっても地域で安心して暮らせる「共生」と、認知症になる時期や進行を遅らせる「予防」を、「車の両輪」として取り組むとの方針を決定しました。

しかし、予防に関しては、可能なのは先送りにすぎず、あまり功を奏さないことは、これまで見てきたとおりです。

予防にまわす人材もお金も、たとえば、訪問介護や定期的にお弁当を宅配してくれるサービスの充実など、ひとり暮らしの認知症の人たちを支えるシステムの構築にまわし、むしろ**予防せずに認知症が進行してもそれを受け入れる社会**を実現すべく、一刻も早く共生の実現をはかるべきだと思います。

これからの日本にとって重要なことは、家族がいてもいなくても、認知症があってもなくても、**高齢者の暮らしはみんなで支えていこう、という社会になること**です。

21 ジタバタしながら格好悪く死んでいい

死の間際に「ジタバタできる」というのも自由

『気狂いピエロ』というフランスの映画をご存じですか？　映画のラストをばらしてしまうので、これから見ようと思っている人は、ＤＶＤが手に入りますから映画を見てから読むのをおすすめします。

いまから40年ほど前、当時、医学生だった私に大きな衝撃をあたえたジャン＝リュック・ゴダール監督の作品です。初回の公開は１９６５年ですから、ずいぶん古い映画です。

ジャン＝ポール・ベルモント演じる主人公の男性が、若い愛人にそそのかされて妻子を捨て、犯罪に手を染めながら逃避行をつづけたあげく、裏切られて愛人を殺害し、自分も頭にダイナマイトを巻きつけて死のうとします。

ところが、自分でマッチを擦《す》ったのに、導火線に火がついた瞬間、狂ったように火を消し止めようとします。しかし、ダイナマイトで視線をさえぎられて手元がよく見えないため、うまく消すことができず、「僕はばかだ、こんな死」と独白しながら爆死してしまう、そんなストーリーです。

この展開を聞いて、おそらく「なんて無様な死に方だ」と思った方もいるでしょう。しかし、当時、私と一緒にその映画を見た友人は、映画を見終わると、こう叫んだのです。

「ちくしょー！　そこまで自由かっ！」

自分で決めて火をつけたのに、やっぱり死にたくなくなり、あわてて火を消そうとする――「往生際《おうじょうぎわ》がわるい」と思います。

けれど、**実際に「自分の死」に直面すれば、多かれ少なかれ、このようにジタバタするものではないでしょうか。**

たとえば、「最期はピンピンコロリと逝《い》きたいものだ」といっていた人が、脳卒中を起こし、そのまま放っておけばまさにピンピンコロリを実現できるというのに、あわてて救急車を呼んでしまう。私は、そういう人を少なからず見てきました。

でも逆説的ですが、**ジタバタできるというのは、それだけ自由だということ。**「死ぬと決めたら、もう生きていてはいけない」そんな取り返しのつかない世の中より、よほど幸せです。

そういう意味では、先に述べた福生病院の透析問題のケースも似ていると思います。

『気狂いピエロ』は、「生きる」ということの本質を見事にえぐった作品だと思います。生き死ににについて考えるとき、必ずあのラストシーンがフラッシュバックします。

そして、あのときの友人の叫びは、私の心に深く突き刺さり、ラストシーンの衝撃とともに、その後の私の死生観に大きな影響を与えてくれました。

生き死にをきれいごとにしない

その友人から影響を受けた出来事が、もうひとつあります。

私が医学部の４年生のとき、病院での研修がはじまって２日目ぐらいのことだったと思います。30代の男性で白血病の末期の患者さんが息を引き取られました。その方の奥さんは看護師でしたが、担当医から死亡宣告を受けると、みずからご主人の心臓マッサージをやりはじめたのです。

私は正直、「医療関係者なのに、死んだ人に心臓マッサージをやるなんて」と、どこか覚《さ》めた目で見ていました。

後日、そのことを例の友人に話しました。すると、文学部の学生だった彼は、「いやあ、いい話だなぁ。とんでもなくいい奥さんだと思う」と感慨《かんがい》深げにいったのです。

私としては、いい話をしているつもりなどまったくなかったので、「ええーっ!?」と思いました。

しかし、次の瞬間、「はっ」と気づいたのです。

亡くなったご主人に心臓マッサージをやりつづける奥さんに対して、自分の抱いていた違和感がいかにひどいことであったか。自分の感性がいかに鈍《にぶ》っていたか。

そのころの私は、何もわかっていなかったのです。

いまなら、少しはわかります。

少なくとも、ジタバタするのは、決して悪いことだとは思わなくなりました。むしろ、家族に囲まれて安らかに、平穏に亡くなったという人より、最期に救急車を呼んでしまった人のほうが、深く印象に残ります。

生きることも死ぬことも、自分でコントロールすることはできず、きれいごとだけではすまされません。

それが自然なことなのに、そこで「健康・長寿」とか「自然死」とか、自分ではどうにもならないことを望むと、とたんに、生きることが窮屈《きゅうくつ》になります。

人に迷惑をかけながら生きて、最期はジタバタしながら死んでいく。

どんなに格好悪く思えても、それが生きるということです。それでいいではありませんか。

著者略歴

一九六一年、愛知県に生まれる。自治医科大学卒業。愛知県作手村（現・新城市作手）国民健康保険診療所に一二年間勤務。二〇〇三年より公益社団法人地域医療振興協会で僻地医療専門医の育成にたずさわる。同法人の地域医療研修センターおよび東京北社会保険病院臨床研修センターのセンター長をへて、二〇一一年、東京・国分寺市に武蔵国分寺公園クリニックを開院、同院長。地域家庭診療センター長として、あらゆる健康問題に対処するプライマリ・ケアに従事。また、二〇年以上にわたりEBM（エビデンスに基づく医療）を実践するEBMの第一人者。専門は地域医療、臨床疫学。

著書には『EBM実践ワークブック』（南江堂）、『「健康第一」は間違っている』（筑摩選書）、『65歳からは検診・薬をやめるに限る！』『病気と薬 ウソ・ホントの見分け方』（以上、さくら舎）、『医療の現実、教えますから広めてください!!』（ライフサイエンス出版）などがある。

逆説《ぎゃくせつ》の長寿力《ちょうじゅりょく》21ヵ条《じょう》
——幸《しあわ》せな最期《さいご》の迎《むか》え方《かた》

二〇一九年一〇月一三日　第一刷発行

著者　名《な》郷直樹《ごうなおき》

発行者　古屋信吾

発行所　株式会社さくら舎　http://www.sakurasha.com

東京都千代田区富士見一-二-一一　〒一〇二-〇〇七一

電話　営業　〇三-五二一一-六五三三　FAX　〇三-五二一一-六四八一

編集　〇三-五二一一-六四八〇

振替　〇〇一九〇-八-四〇二〇六〇

装丁　石間　淳

写真　GYRO PHOTOGRAPHY／アフロ

本文組版　有限会社マーリンクレイン

印刷・製本　中央精版印刷株式会社

ISBN978-4-86581-219-0